悩み・不安 困った!を
専門医が
スッキリ
解決

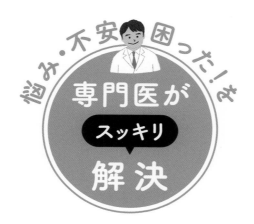

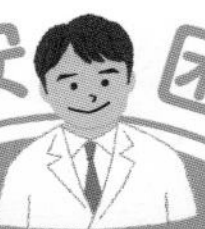

おなかの不調

江田 証

医学博士　江田クリニック院長
日本消化器病学会専門医
日本消化器内視鏡学会専門医

新星出版社

をスッキリ解決します！

おなかの不調といえば、便秘、下痢、ガス、痛みや不快感など。おそらく、こういった不調をまったく経験したことのない人のほうが少ないのではないでしょうか。

これらの不調には、ときに治療が必要な病気が隠れていることがあったり、放置することで重篤な病気に至るケースもあります。病気がなかったとしても、日々の生活の質（QOL）を下げてしまいかねません。

本書では、便秘・下痢をはじめ、みなさんが感じているおなかのさまざまな"困った"にお答えしながら、不調や病気が起こる原因、治療、セルフケアについて、詳しく解説します。

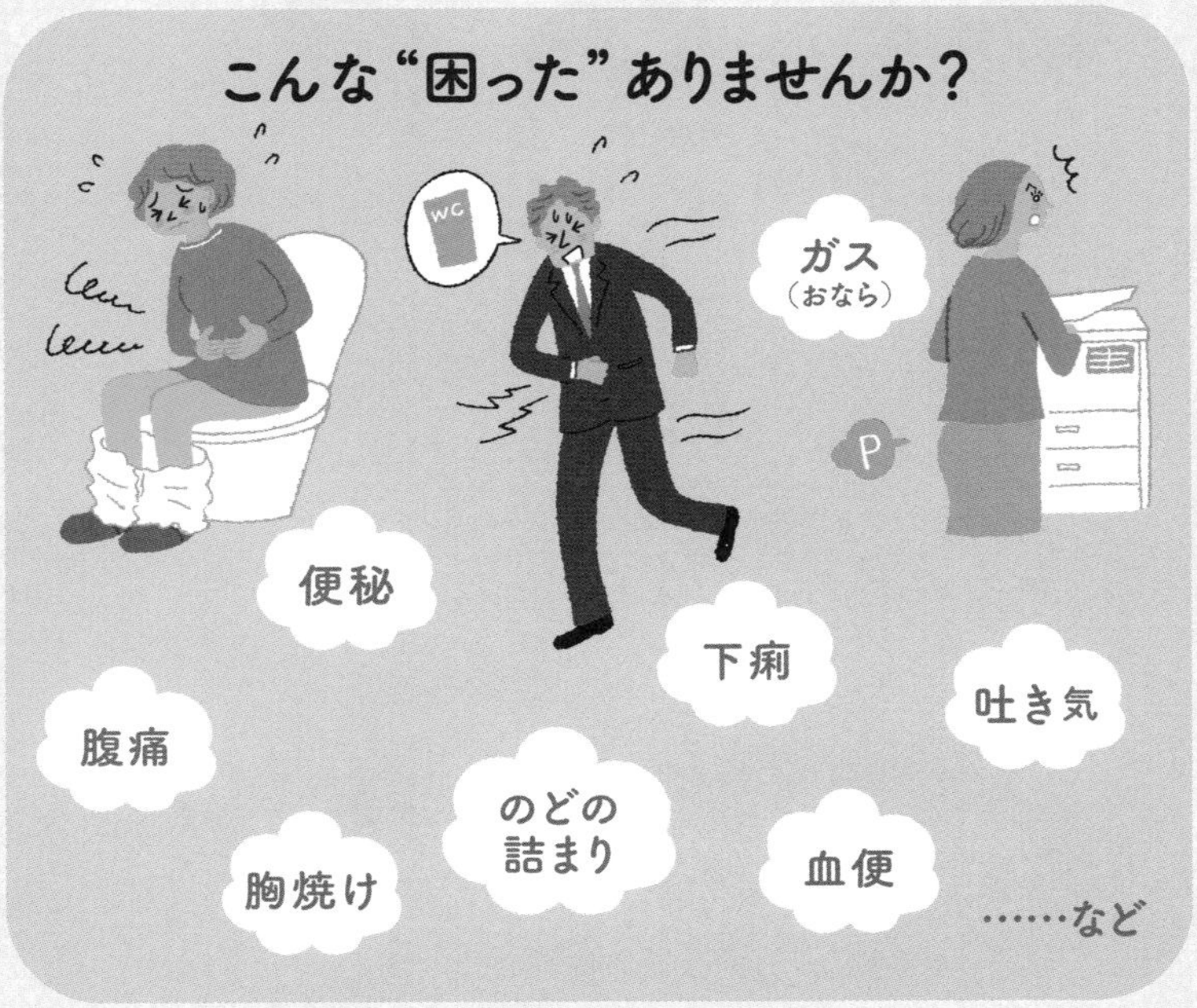

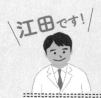

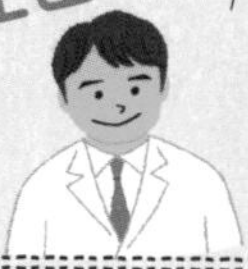

江田です！

おなかの“困った”

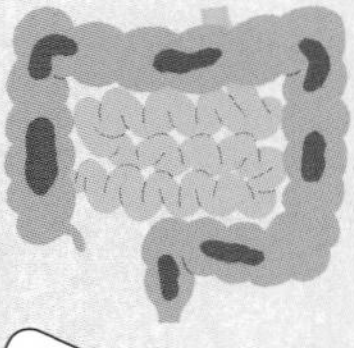

その前に

P6-32

おなかの**基礎知識**で
胃腸のしくみや働きについて知っておきましょう

P42-79

おなかの お悩み Q & A をチェック

あてはまる症状や、
気になる不安を
チェックしてみましょう

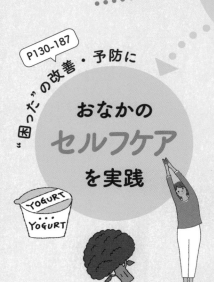

P82-111

病気かなと思ったら

おなかの 病気 をチェック

おなかの不調がもたらす、
おなか以外の病気もあります
（P114-127）

P130-187

“困った”の改善・予防に

おなかの セルフケア を実践

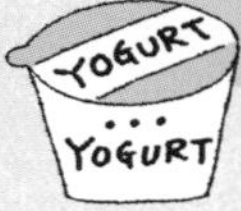

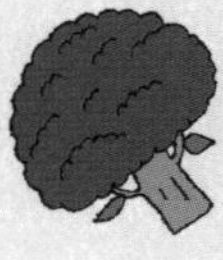

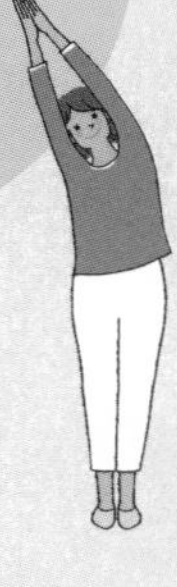

は傾腸《けいちょう》がポイント！

おなかを健やかに保つために、日々の生活でできることはたくさんありますが、大切なのは、自分に合ったケアを行うことです。間違ったケアをしてしまうと、逆効果になりかねません。

そのもっとも顕著な例が食習慣です。一般的に腸によいとされている発酵食品などが、おなかにトラブルを抱えている人には、かえって腸内環境を悪化させる原因となることもあります。

正しいケアを行うには、腸の声に耳を傾ける「傾聴《けいちょう》」ならぬ「傾腸《けいちょう》」が重要。自分の腸と対話しながら、食習慣、生活習慣、運動習慣のなかでセルフケア（4章）を実践しましょう。

食習慣

Point 1 腸によい4つの食品

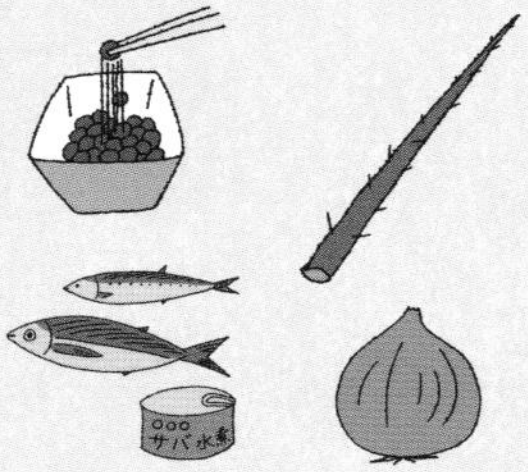

腸内の善玉菌を増やすのに効果的な「発酵食品」「水溶性食物繊維」「オリゴ糖」「EPA・DHA」を積極的にとりましょう。

Point 2 低FODMAP《フォドマップ》食

腸に不調がある人は、腸によい発酵食品などに含まれるFODMAPという糖質が腸内環境を悪化させていることがあります。FODMAP食品を控える食事法（P138）で、不調の改善が見込めます。

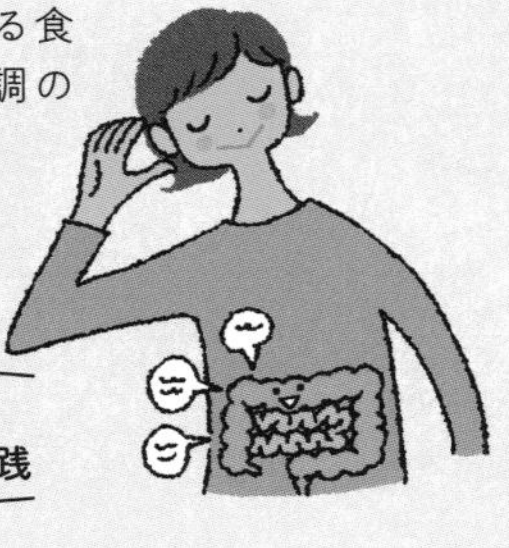

腸の声を聴きながら実践

Point 3 水分補給を忘れずに

十分な水分補給も重要です。1日1500mℓの水分をとっている人は快便というデータも。

江田です！

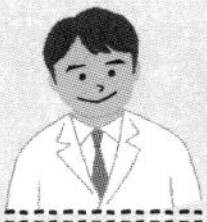

おなかのセルフケア

生活習慣

Point 1 毎日のトイレ習慣

規則正しい排便リズムを整えましょう。毎日決まった時間にトイレに行くほか、便意をがまんしないことも大切です。

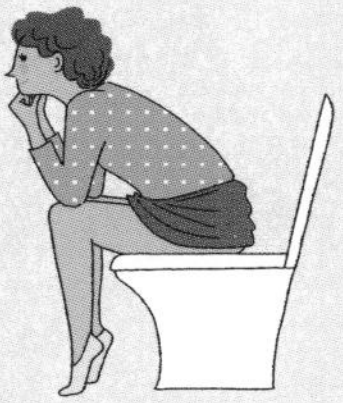

Point 2 ストレスを溜めない

腸は脳とつながっていて、脳で感じたストレスが腸に影響を与えます。リラックスしたりストレスに体をならすなど、溜めない工夫を。

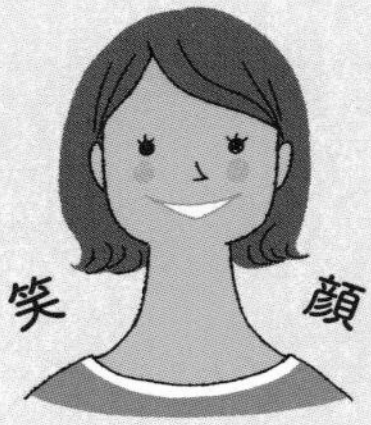

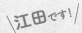

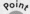

Point 3 良質な睡眠をとる

睡眠中、小腸は翌日にそなえてお掃除（MMC）をしています。睡眠が十分でないとMMCが不十分になり、腸の働きも悪くなります。

運動習慣

Point 1 腸マッサージ＆トレーニング

マッサージで腸の動きをよくし、筋トレで排便力をアップ。

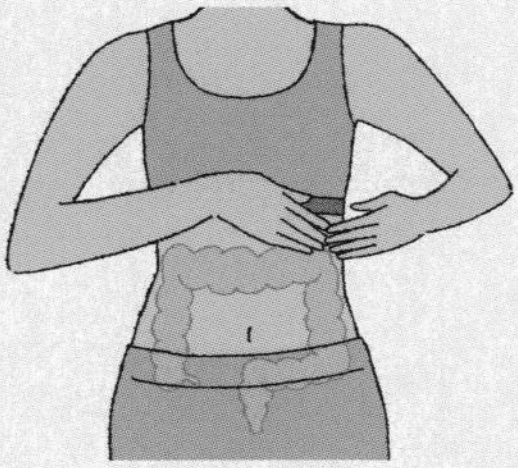

Point 2 ガス抜きストレッチ

ガスでおなかが張って苦しいときは、ねじったり、圧迫したりすることでガスの排出を促《うなが》すガス抜きポーズを取り入れましょう。

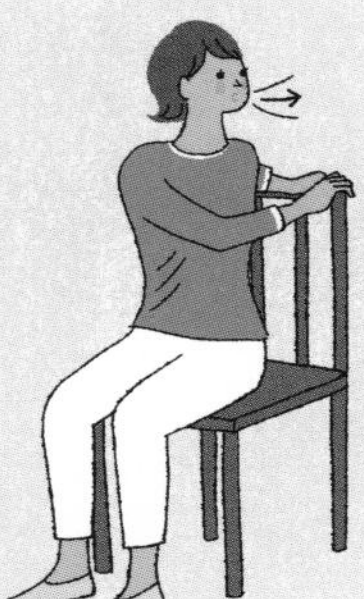

Point 3 ウォーキングを日々の習慣に

自律神経を整える有酸素運動であるウォーキングには、腸の血流アップや、大腸がんリスクの軽減効果も報告されています。

おなかの基礎知識①

消化のしくみ

口から食べた物は、食道を通って胃へ、さらに十二指腸、小腸、大腸を通って、最後に肛門から排出されます。

炭水化物、たんぱく質、脂質といった栄養素は、各臓器で分泌される消化液（唾液、胃酸、胆汁、すい液、腸液）で分解され、吸収されます。

小腸で大部分が吸収され、大腸で水分と塩分が吸収されますが、便が大腸にとどまる時間が短ければ軟便に、長いと水分の吸収が進み、便が硬くなります。

消化のタイムスケジュール

① 口 ← ② 食道 ← ③ 胃 ← ④ 十二指腸 ← ⑤ 小腸 ← ⑥ 大腸 ← ⑦ 肛門

72・・24・・12・・・・7・・・・・・・・・2・・・・・・・・・・0

＊時間は目安です。（食べてからの時間）

小腸での消化・吸収

小腸表面の粘膜は蛇腹状《じゃばらじょう》で、長さ約1㎜の絨毛《じゅうもう》で覆われている。この絨毛に消化物が付着することで吸収される。この絨毛を広げると小腸の表面積は200㎡（テニスコート約１面分）にもなる。

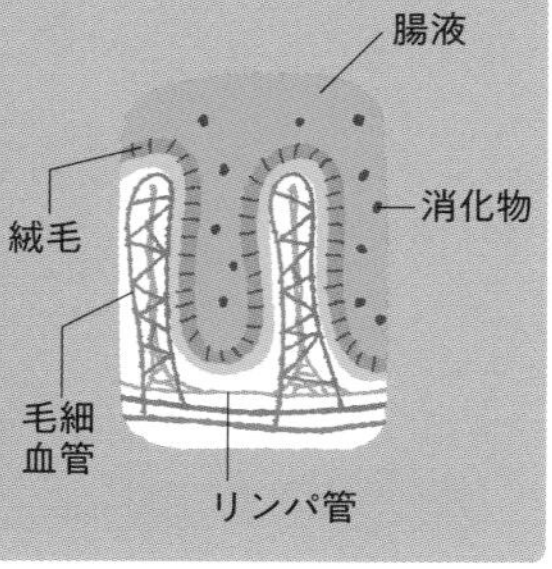

食べ物を摂取してから便が出るまでの道のり

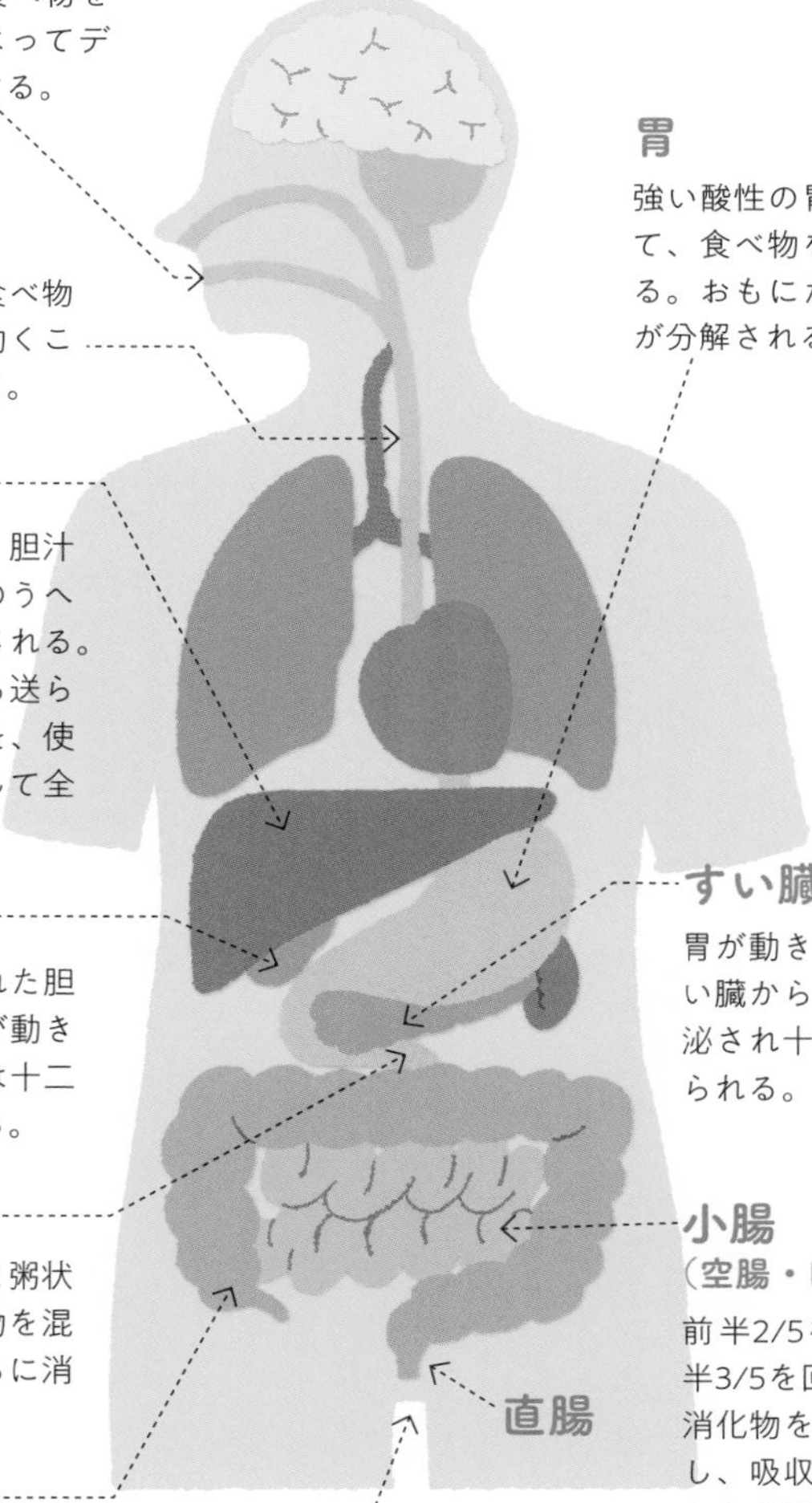

口腔

咀嚼《そしゃく》によって食べ物を砕き、唾液によってデンプンを分解する。

食道

口腔からきた食べ物を、食道壁が動くことで、胃へ送る。

肝臓

胆汁を生成し、胆汁は胆管から胆のうへ送られて貯蔵される。また、小腸から送られてくる栄養を、使える形に加工して全身へ送り出す。

胆のう

肝臓で生成された胆汁を貯蔵。胃が動き出すと、胆汁は十二指腸へ送られる。

十二指腸

胆汁とすい液と粥状になった消化物を混ぜ合わせ、さらに消化を進める。

大腸

消化物の残滓《ざんし》を腸内細菌によって発酵させる。さらに吸収可能な電解質にまで分解。塩分や水分を吸収して便をつくる。

胃

強い酸性の胃酸によって、食べ物を粥状《かゆじょう》にする。おもにたんぱく質が分解される。

すい臓

胃が動き出すと、すい臓からすい液が分泌され十二指腸へ送られる。

小腸
（空腸・回腸）

前半2/5を空腸、後半3/5を回腸といい、消化物をさらに分解し、吸収する。吸収された栄養素は血管に入り、門脈から肝臓に送られる。

直腸

肛門

直腸に便が溜まることで便意をもよおし、便を体外へ排出する。

おなかの基礎知識②

排便のしくみ

小腸を囲むように、コの字を回転させた形の大腸は、長さ約1・6mで、右下が入り口です。ここから3か所のカーブを経て、上行結腸、横行結腸、下行結腸、S字結腸から直腸～肛門へ至ります。

便が重力に逆らってカーブを乗り越えられるのは、大腸のぜん動運動によるもの。

また分節運動で、消化物を振り子のようにゆらして攪拌《かくはん》しながら水分を吸収することで、便が大腸を進むにつれ、固形状になっていきます。

便の難所は3つある

上行結腸～横行結腸、横行結腸～下行結腸、下行結腸～S字結腸の3つのカーブは便の難所。腸のぜん動運動が機能し、腸周辺の筋肉がしっかりしていなければ乗り越えられない。

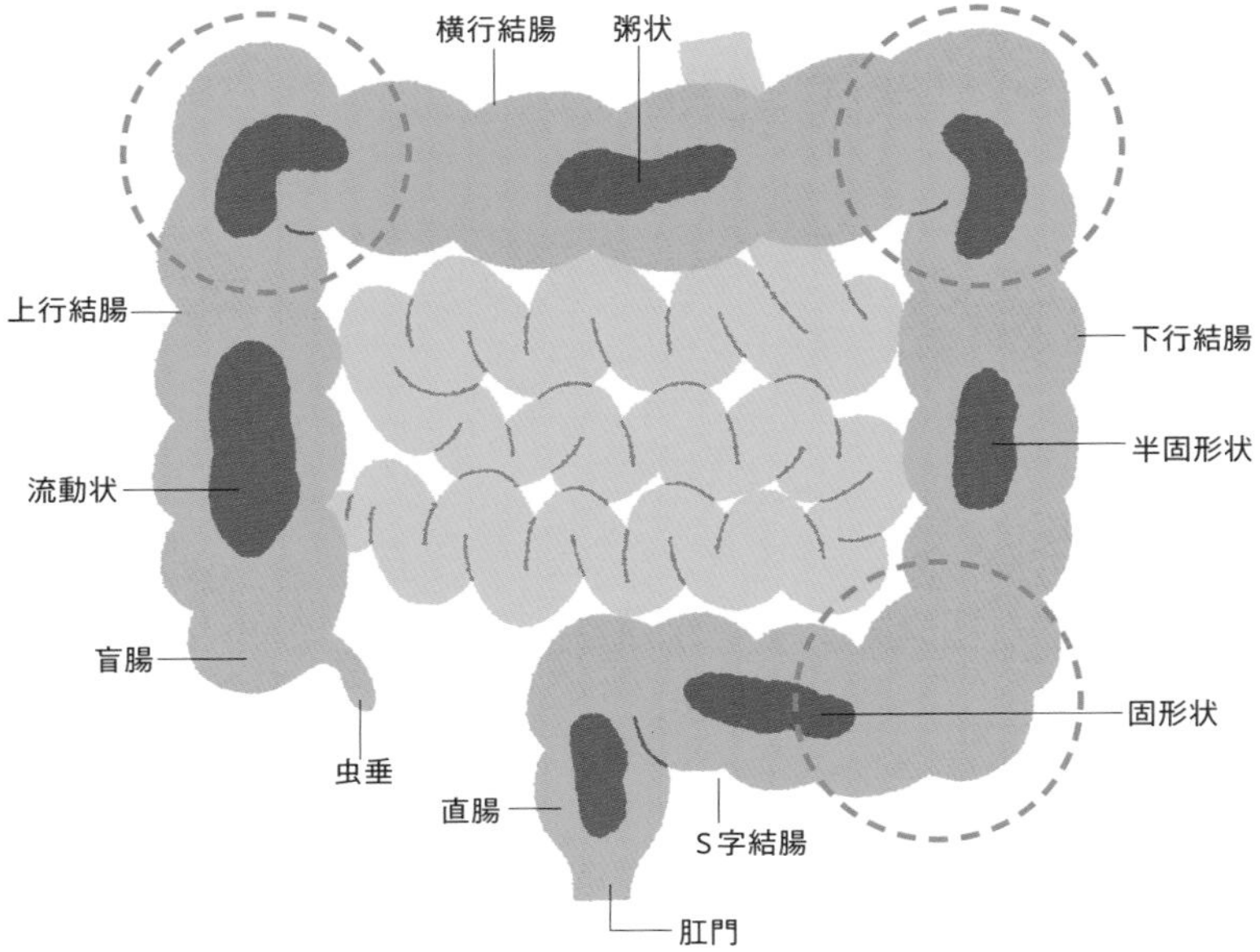

便が移動するメカニズム

大腸表面の構造

大腸は３㎝ごとに、半月ヒダというドーナツ状のリングで区切られ、蛇腹状になっています。これが下図のように収縮・弛緩することで（ぜん動運動）、肛門に向けて便を押し出していくのです。加齢や便秘が続くことで、このヒダの筋肉がうすくペラペラに。

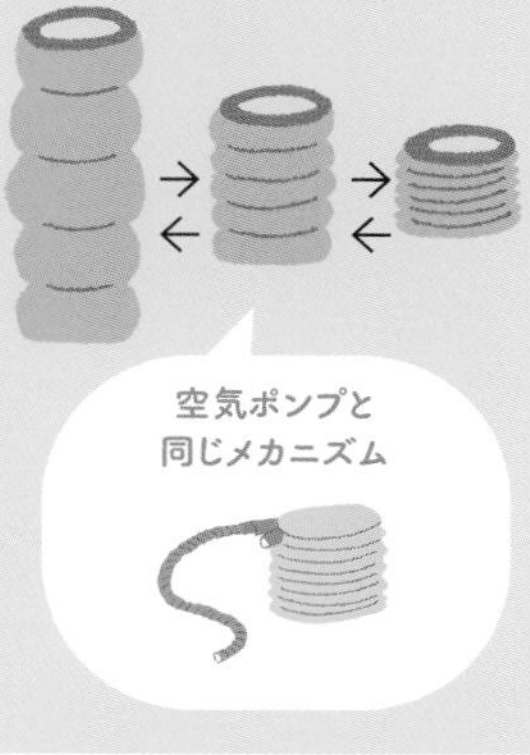

ぜん動運動と分節運動

この２つが交互に起こることで、水分の吸収、便の移動が促進される。

ぜん動運動

腸管が収縮・弛緩をくり返すことで、消化物（便）を肛門側へと押し出す運動。

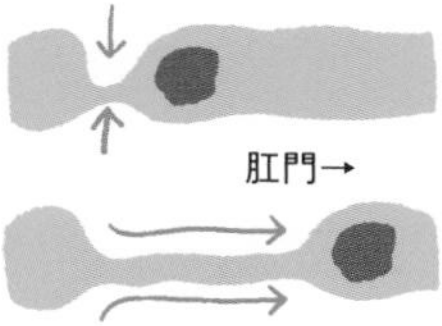

分節運動

収縮する部位と弛緩する部位が入れ替わることで、消化物が振り子のように動き、攪拌・水分の吸収が進む。

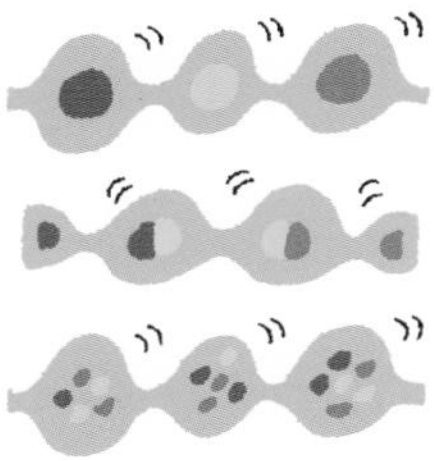

便意はどうして起こる？

直腸に便が溜まると、自律神経を介して脳へ情報が伝わり、便意をもよおします。すると、自律神経が支配する内肛門括約筋がゆるみ、大脳から排便の指示が出ると外肛門括約筋もゆるみ、腹圧も高まって肛門が開きます。

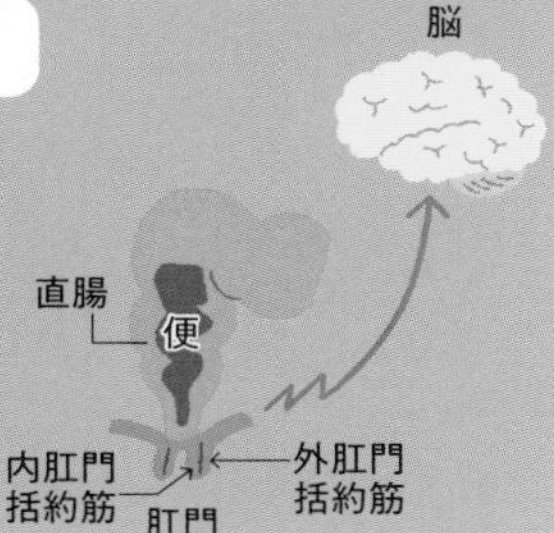

便秘と下痢のメカニズム

暴飲暴食、ストレス、冷え、加齢、感染症などさまざまな要因が、便秘と下痢を引き起こします。便秘と下痢の分かれ道は、大腸の活動状態と、水分分泌の状況がカギ。また、胆汁も大きく関わっています。

便秘＝腸の活動がゆっくり

腸のぜん動運動が鈍くなると、便が腸内に長くとどまり、その分水分吸収が進み、腸からの水分分泌は低下。便が硬くなり、さらに排便しづらくなる悪循環に。

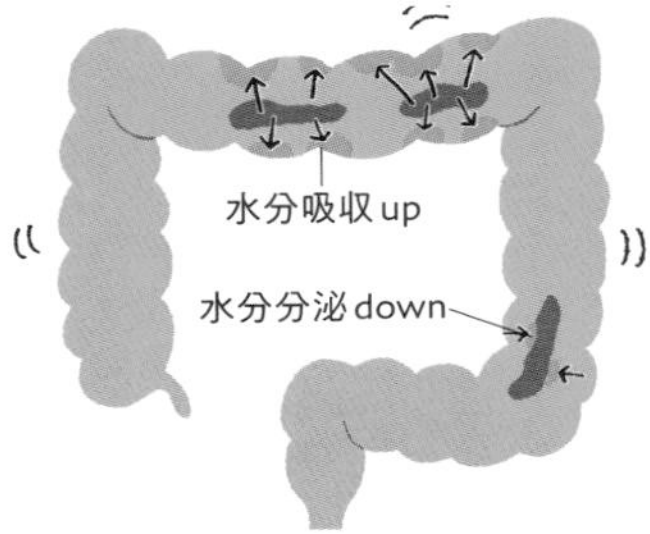

下痢＝腸の活動が活発

腸のぜん動運動が活発になると、便が早く肛門側へ移動するため水分吸収が不十分になり、腸からの水分分泌は高まります。すると、軟便や下痢を引き起こします。

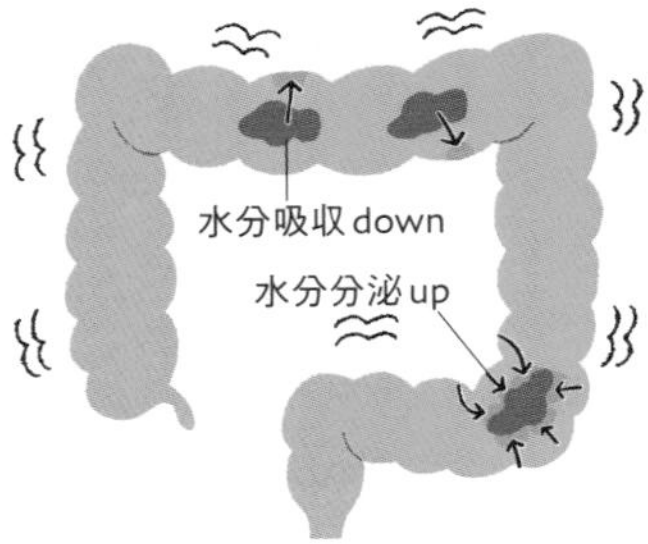

胆汁は天然の便秘薬

胆汁は十二指腸で消化に使われた後、小腸で吸収されて再利用されますが、5％ほどは大腸に届きます。胆汁は大腸の動きを促し、直腸の感覚を高めて便意を生じさせるため、天然の便秘薬ともいえます。しかし、胆汁が大腸で過剰になると、大腸の動きが活発になりすぎて下痢を引き起こし（胆汁性下痢）、反対に少なくなると便秘に。下痢型の過敏性腸症候群（P27・86）の40％は胆汁が過剰になることが関与しているといわれています。

＊胆汁性下痢には「コレバイン」が効果的です（現在保険適用外）。

便の色と形をチェック

腸の状態は便の形状に現れます。英国ブリストル大学のヒートン博士が提唱した７段階の「ブリストルスケール」で、毎日、便の形、色をチェックしてみましょう。中間のバナナ状の便（4 普通便）が健康な状態です。

ブリストルスケール

消化管での滞在時間	硬さ	色	形			
遅い（約100時間）	硬すぎ	黒	1	コロコロ便		うさぎのフンのようにコロコロとした硬い便
↑	↑	↑	2	硬い便	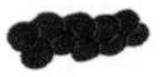	いくつかのコロコロ便が団子状にくっついたような便
¦	¦	¦	3	やや硬い便	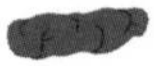	表面に少しひび割れがあるような便
¦	¦	¦	4	普通便	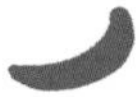	バナナ状で、表面がなめらか。黄土色～明るい茶色の便
¦	¦	¦	5	やや軟らかい便		ぶちぶちと切れた、半固形状の便
↓	↓	↓	6	泥状便	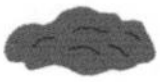	水様便より粘度があるが、形をとどめていない状態の便
早い（約10時間）	軟らかすぎ	黄色	7	水様便	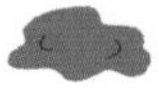	水分が多く、ビシャビシャとした下痢をしたときの便

便の色の意味

通常、便は黄色ですが、これは胆汁の色。水分が少ない便秘の便では胆汁の濃度が上がるため濃い茶色に、水分が多い下痢の便では薄い黄色になります。

灰白色便は、十二指腸やすい臓、胆管にがんや胆石などがあり胆汁の分泌を妨げている状態で、赤いマーブル状は大腸での出血、黒いタール色は胃潰瘍や十二指腸潰瘍の出血の可能性があり、これらの色は要注意です。

おなかの基礎知識③
腸内フローラ

腸の中には、100兆個以上、2000種を超える腸内細菌が存在し、総重量は1・5kg以上。ほとんどが大腸にあり、小腸には1万個程度といわれます。

多種多様な腸内細菌が腸粘膜に分布する様を顕微鏡で見ると、お花畑のようだったことから「腸内フローラ（腸内細菌叢《そう》）」と呼ばれ、種類や分布は人それぞれです。

腸内フローラは善玉菌、悪玉菌、日和見《ひよりみ》菌で構成され、バランスが崩れて悪玉菌が優位になると体に悪影響を及ぼします。

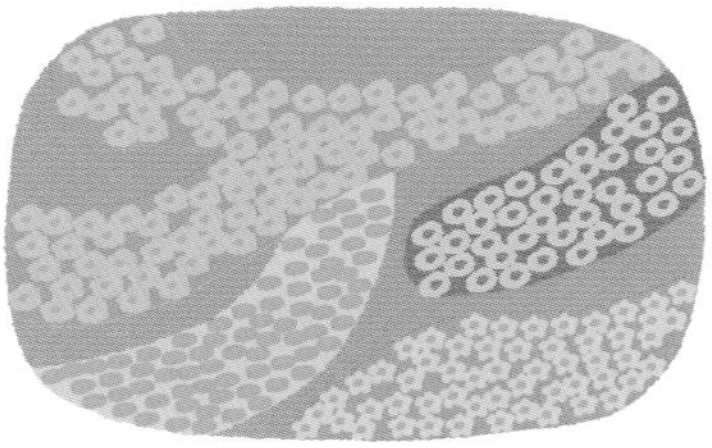

通常は左の図のように多種多様な腸内細菌が見られる。バランスが乱れたり偏ったりして多様性が失われると、不調や病気を招く。その状態をディスバイオシスという。

腸内細菌は3つのグループに分けられる

善玉菌

代表的な細菌門*1

アクチノバクテリア

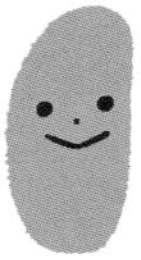

代謝物が消化・吸収を助け、免疫力の向上、便秘の改善など、人体によい影響を与える。乳酸菌やビフィズス菌など。

悪玉菌

代表的な細菌門*1

プロテオバクテリア

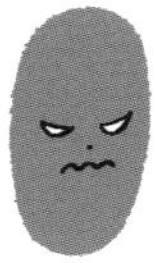

代謝によって有害物質やガスを発生させ、便秘や下痢などの不調や病気を招く。ウェルシュ菌や大腸菌、アリアケ菌など。

日和見菌

代表的な細菌門*1

ファーミキューテス　**バクテロイデス**

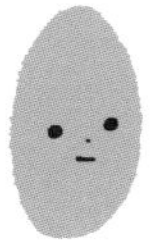

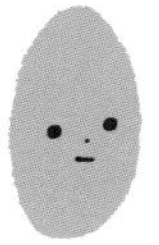

善玉菌優位だと善玉菌に加勢して腸内環境を良好にし、悪玉菌優位だと悪玉菌に加勢して不調を招く。ファーミキューテスは酪酸菌《らくさんきん》*2など、バクテロイデスは海藻の分解酵素を持つバクテロイデス・プレビウスなど。

＊1 生物学上の分類階層では界、門、綱、目、科、属、種の順に細かい分類となる。
＊2 ファーミキューテスは日和見菌のひとつだが、酪酸菌はその働きから善玉菌とされる。

腸内細菌のバランス

<理想的なバランス>

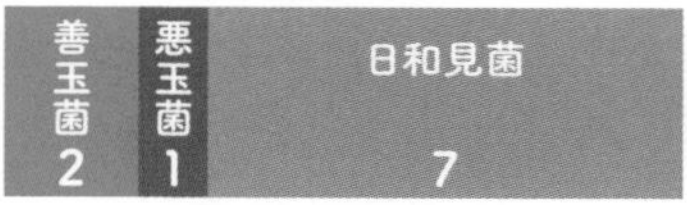
善玉菌 2
悪玉菌 1
日和見菌 7

日和見菌が善玉に傾いて、
腸内環境は良好

<悪いバランス>

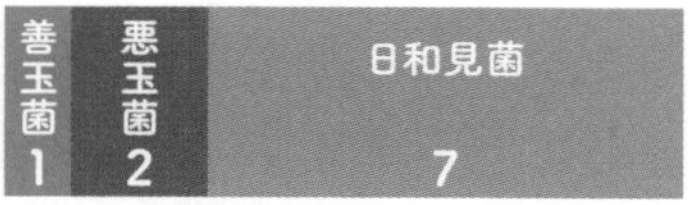
善玉菌 1
悪玉菌 2
日和見菌 7

日和見菌が悪玉に傾いて、
腸内環境は悪化

腸内細菌のバランスは加齢で変化する

生まれたときはほぼ無菌状態ですが、親などとの接触によって腸内フローラが形成され、食生活や生活習慣で多少変化するものの、その後のバランスは安定しています。しかし、60歳をすぎたあたりから、善玉菌が減りはじめ、悪玉菌有位へと変化することがわかっています。

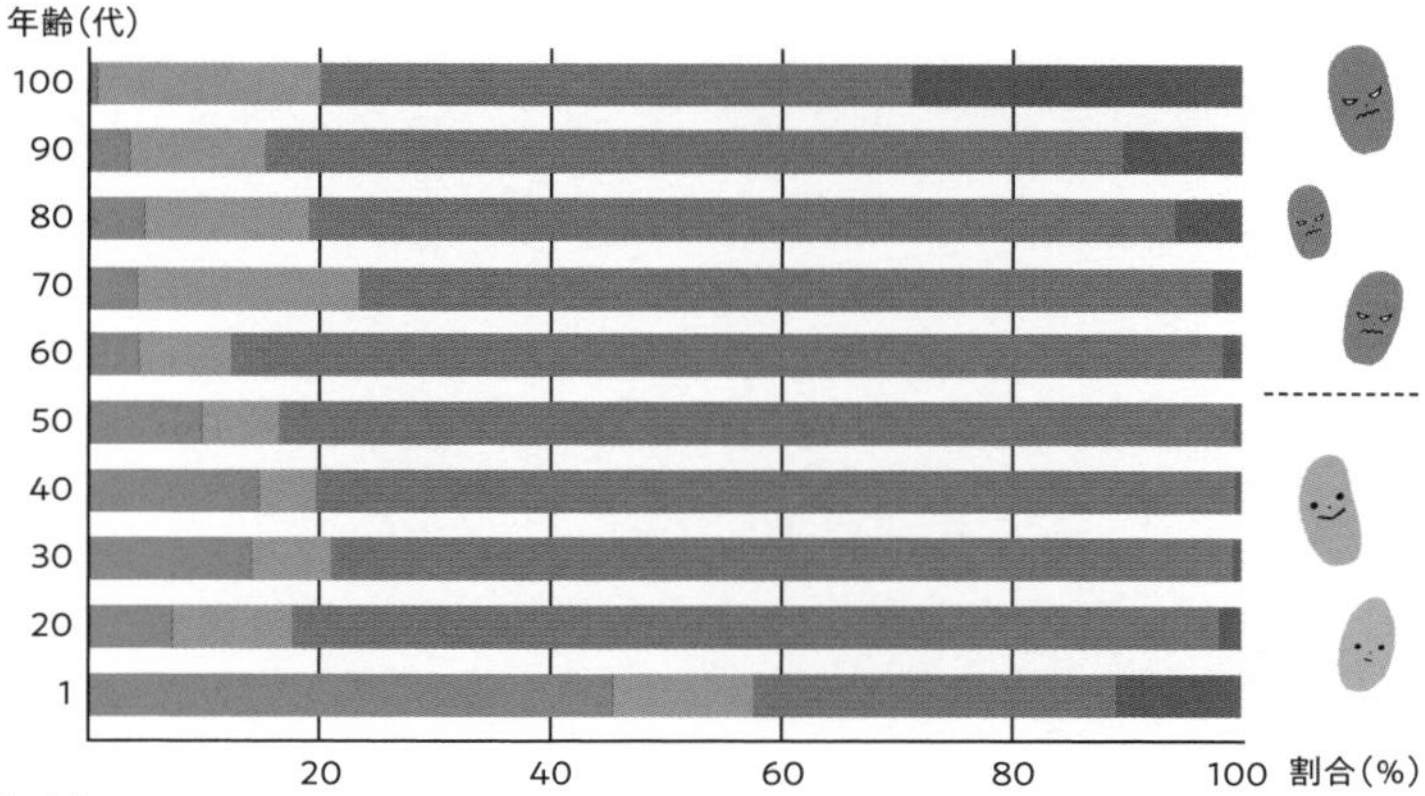

(凡例)
善玉菌(アクチノバクテリア)
日和見菌(バクテロイデス)
悪玉菌(プロテオバクテリア)
日和見菌(ファーミキューテス)

(出典)Odamaki T,et al.BMC Microbiol,2016をもとに作成

加齢とともに増えるアリアケ菌

加齢や肥満で増える悪玉菌のひとつ・アリアケ菌は、胆汁を分解して二次胆汁酸という有害物質を生成します。二次胆汁酸が肝臓に入ってしまうと肝臓がんや大腸がんの原因となります。

日本人の腸内細菌

特徴❶
ビフィズス菌が多い

腸内環境を整える善玉菌のひとつ。

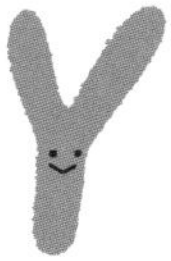

特徴❷
炭水化物の処理能力が高い

炭水化物を代謝する機能が高く、より多くの短鎖脂肪酸《たんさしぼうさん》、水素、二酸化炭素を生成できる。

特徴❸
水素から酢酸《さくさん》をつくる働きが強い

日本人以外では、水素がメタン生成に使われることが多いが、日本人は短鎖脂肪酸である酢酸生成に多く使われ、メタン生成が少ない傾向に。メタンは腸内で炎症を起こす。

特徴❹
“でぶ菌”（ファーミキューテス）が多い

海外では肥満者に多いことからファーミキューテスはでぶ菌と呼ばれることがあるが、日本人にそれはあてはまらず、むしろ免疫力を高め、長寿にも関係している。

特徴❺
海藻分解酵素が多い

伝統的に海藻を食べてきた日本人ならでは。90％に海藻分解酵素の遺伝子をもつ腸内細菌がいる。

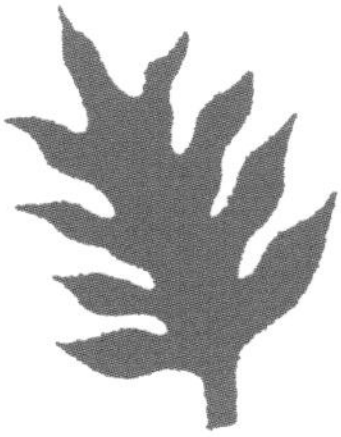

ビフィズス菌が多い日本人女性には便秘が多い⁉

乳酸菌やビフィズス菌が多い人ほど病気になりやすいという意外な事実が報告されています。日本での研究でも、生活習慣病患者でビフィズス菌が増えていたり、ビフィズス菌が多い日本人女性は便秘が多いことが示されています。これは、病気の人の腸内細菌は乱れており、乳酸菌やビフィズス菌ががんばって増えて底支《そこざさ》えをしているためと考えられています。

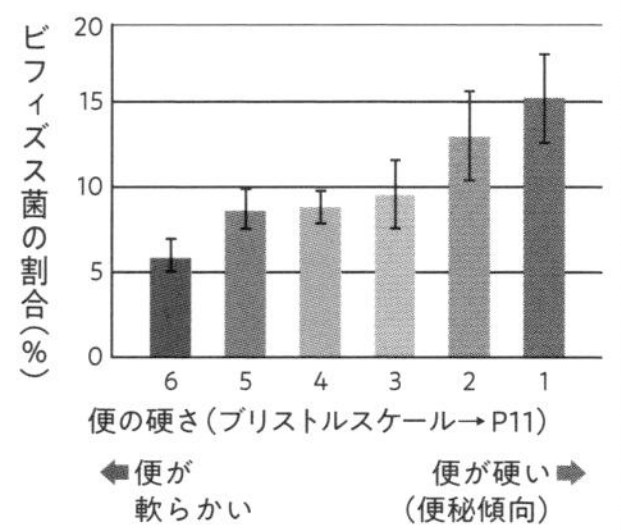

（出典）Takagi.T, et al. : Differences in gut microbiota associated with age,sex,and stool consistency in healthy Japanese subjects. Journal of gastroenterology 54(2019):53-63 をもとに作成

注目の腸内細菌

腸内細菌については、まだまだわかっていないことも多いのですが、研究は日進月歩。そのなかで、昨今、注目を集める２つの細菌があります。

次世代善玉菌

アッカーマンシア・ムシニフィラ

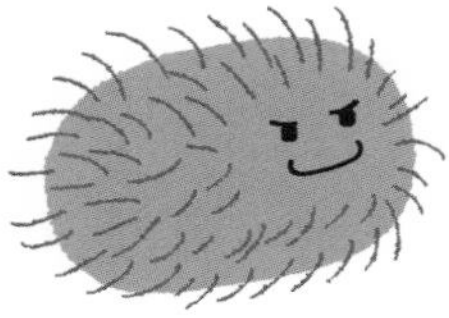

肥満を防ぐ

肥満の人や糖尿病の人に少ないことがわかっており、“やせ菌”の正体ともいわれている。

腸もれを改善

腸粘膜の細胞間にできたすき間を結合させ、腸のもれやすさを改善。血液中に毒素がもれにくくなることで、慢性炎症を抑える。

がん治療効果を上げる

抗がん剤や放射線治療の効果を上げるといわれている。

若返り効果

エネルギー代謝や遺伝子修復、長寿遺伝子にかかわり、若返りのもとともいえるNAD*の前駆物質であるNAMを産生。沖縄県大宜味《おおぎみ》村の長寿者に多い。

*ニコチンアミドアデニンジヌクレオチド

ムチン（粘液）を分解する腸内細菌ですが、ムチンを食べながら増やし、腸の粘液層を厚くしてバリア機能を高め、肥満を防ぐという、注目の善玉菌。ブドウやクランベリーに含まれるポリフェノールやりんごに含まれるプロシアニジン、緑茶に含まれるエピガロカテキンガレートにこの細菌を増やす効果があります。

大腸がんと関係

フソバクテリウム・ヌクレアタム

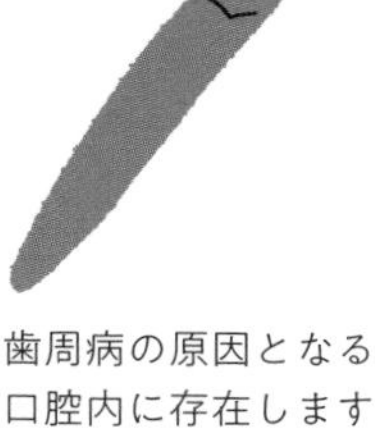

大腸がんの原因に

大腸がんの原因菌といわれ、胃がんでのピロリ菌（P106）のような存在とも。実際に、大腸がん患者の腸に、この細菌が多い。

食道がんとの関連

フソバクテリウム・ヌクレアタム陽性の食道がん患者は、予後が悪いことがわかっている。

すい臓がんとの関連

無菌と考えられていたすい臓に、フソバクテリウム・ヌクレアタムのDNAが認められ、さらに、この細菌が陽性を示すすい臓がん患者は予後が悪い。

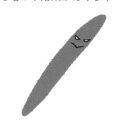

口臭や歯周病の原因となる細菌で、口腔内に存在しますが、飲み込んだり、血流にのって大腸に至ると、腸内細菌叢に悪影響を及ぼします。起床後の歯磨きは腸内への侵入予防効果があります。

増やすべきは酪酸菌《らくさんきん》

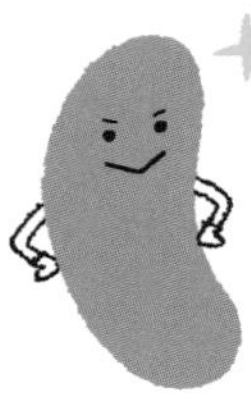

近年注目されている腸内細菌の1つに、善玉菌の酪酸菌があります。食物繊維を分解して酪酸という短鎖脂肪酸をつくります。同じ短鎖脂肪酸でも酢酸やプロピオン酸は大腸で吸収され全身へ運ばれるのに対し、酪酸はほぼ大腸で使われ、大腸粘膜上皮細胞のエネルギー源となって、さまざまな効果をもたらします。

効果❶

長寿の陰に酪酸菌あり

長寿者が多いことで知られる京都府京丹後市は、人口10万人あたりの100歳以上の人口が160人と、全国平均（55人）の約3倍（2018年）。しかも、寝たきりではない健康長寿の人が多いのです。京丹後市民の腸内細菌を調べると、酪酸菌が多いことがわかりました。

京丹後市民と京都市民の腸内フローラ

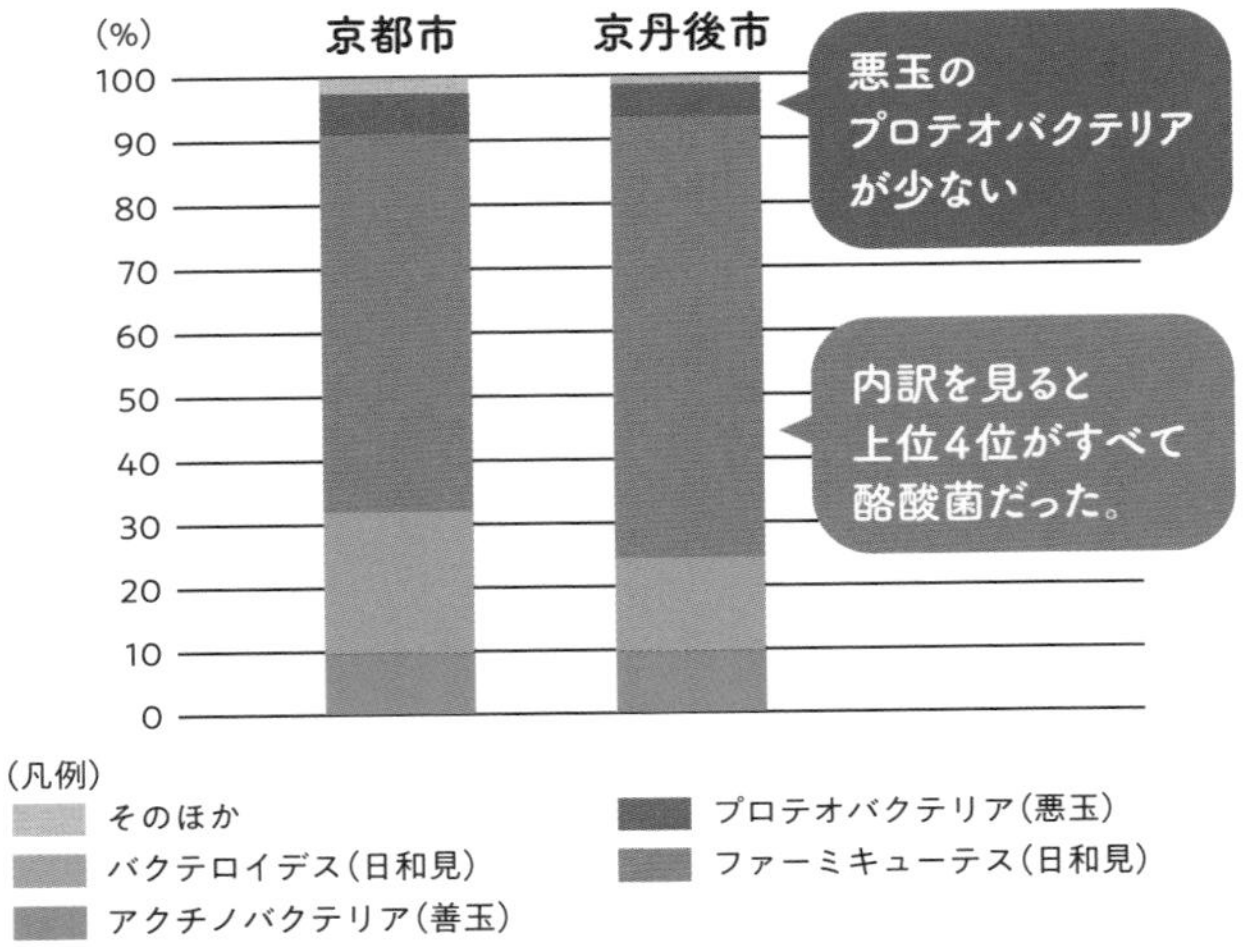

(出典) Naito Y et al:Gut microbiota differences in elderly subjects between rural city Kyotango and urban city Kyoto:an age-gender-matched study. J. Clin. Biochem. Nutr. 65:125-131,2019をもとに作成

効果❷
免疫力をパワーアップ

酪酸は、ウイルスや病原菌など外敵を無力化する粘液中のIgA抗体を増やし、免疫細胞の暴走を抑える「Tレグ細胞」や、ウイルス、病原菌を食べる「マクロファージ」の働きを高め、腸の免疫力を上げてくれます。

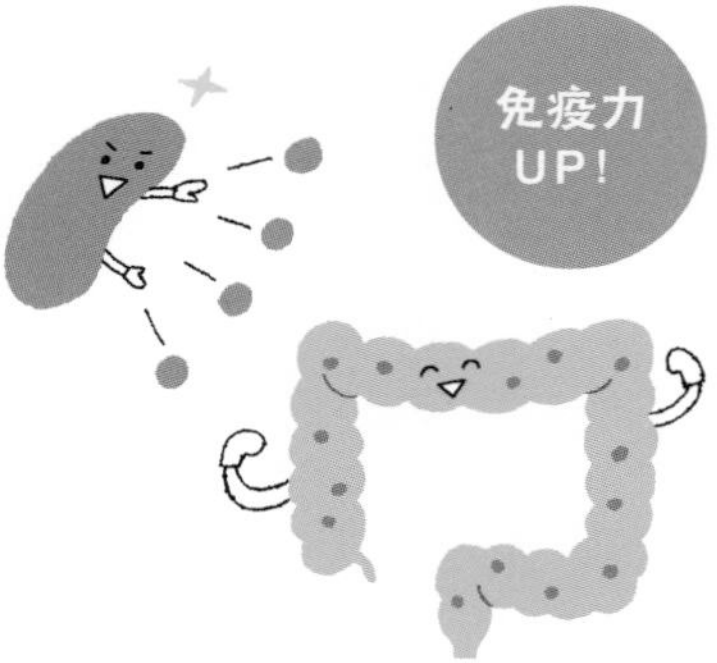

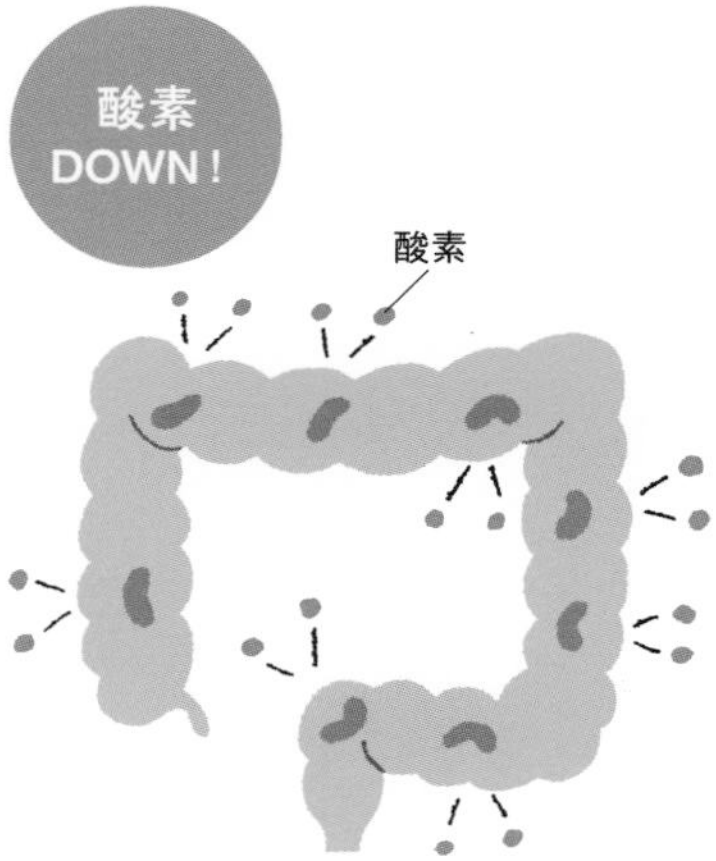

効果❸
善玉菌が好む腸内環境に

善玉菌は酸素を嫌い、悪玉菌は酸素を好みます。腸内が無酸素だと善玉菌が活動しやすく腸内環境が良好になるのです。酪酸は大腸粘膜上皮細胞の代謝を上げて酸素を消費し、腸内を善玉菌がすみやすい環境にしてくれます。

効果❹
筋肉量のキープに貢献

酪酸は、筋肉を溶かすHDACという酵素の働きを阻害し、加齢による筋萎縮を抑えるという報告があります。京丹後市の調査でも、長寿者の筋肉量とたんぱく質摂取は関連しておらず、むしろラクノスピラという酪酸菌が多い人は筋肉量が多いことがわかりました。

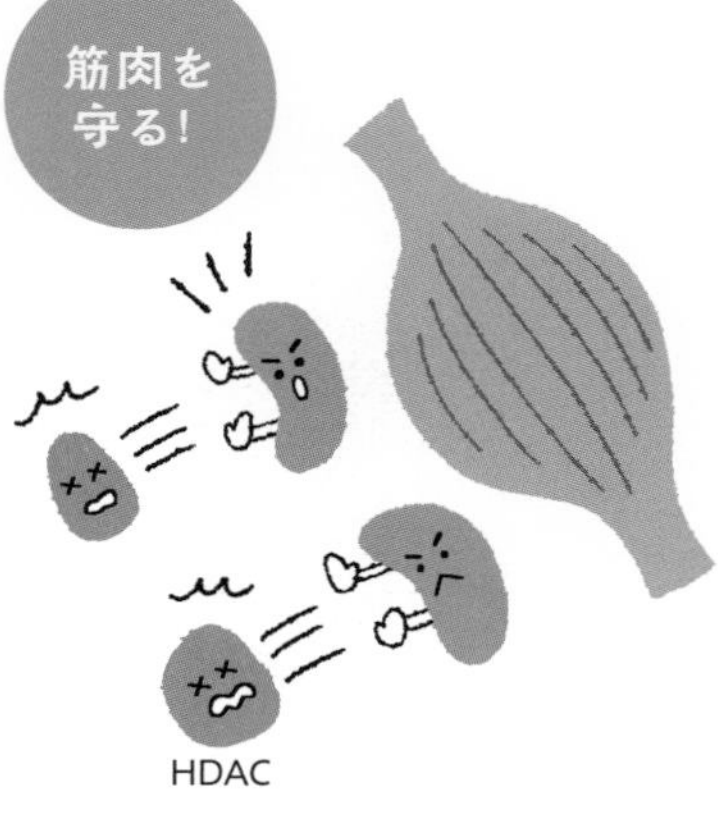

おなかの基礎知識④
腸と免疫

腸は、消化管でありながら、人体最大の免疫器官でもあります。免疫細胞全体の7割は腸に存在し、血液中やリンパ液中の免疫細胞による「全身免疫」に対して、「腸管免疫」と呼ばれています。

回腸のパイエル板には独特な免疫器官があり、口から食べ物と一緒に入ってきた病原菌から体を守っています。また、たんぱく質によって過剰な免疫反応を起こさないよう「経口免疫寛容」という機能も備わっていて、食物アレルギーを予防しています。

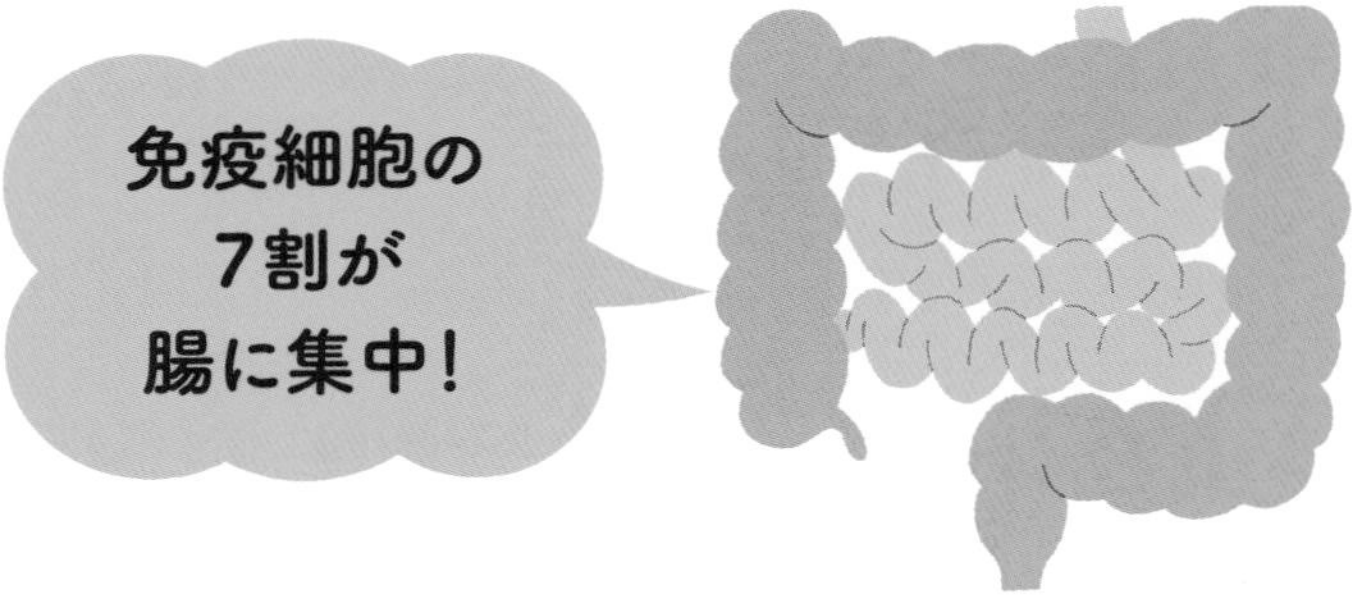

パイエル板ではこんなことが起こっている

1 小腸上皮細胞のM細胞が、細菌などの抗原をパイエル板内部に取り込む。

←

2 パイエル板内のマクロファージと樹状細胞が抗原を受け取り、分解。

←

3 マクロファージは、ヘルパーT細胞に抗原の断片を渡して情報を伝える。

←

4 抗原情報をヘルパーT細胞が受け取ると、B細胞が活性化され、IgA抗体(免疫グロブリンA)をつくる。

←

5 IgA抗体は一部は体内の粘膜、残りは腸管粘膜に分泌され、抗原を無毒化し、感染を阻止する。

腸管免疫のしくみ

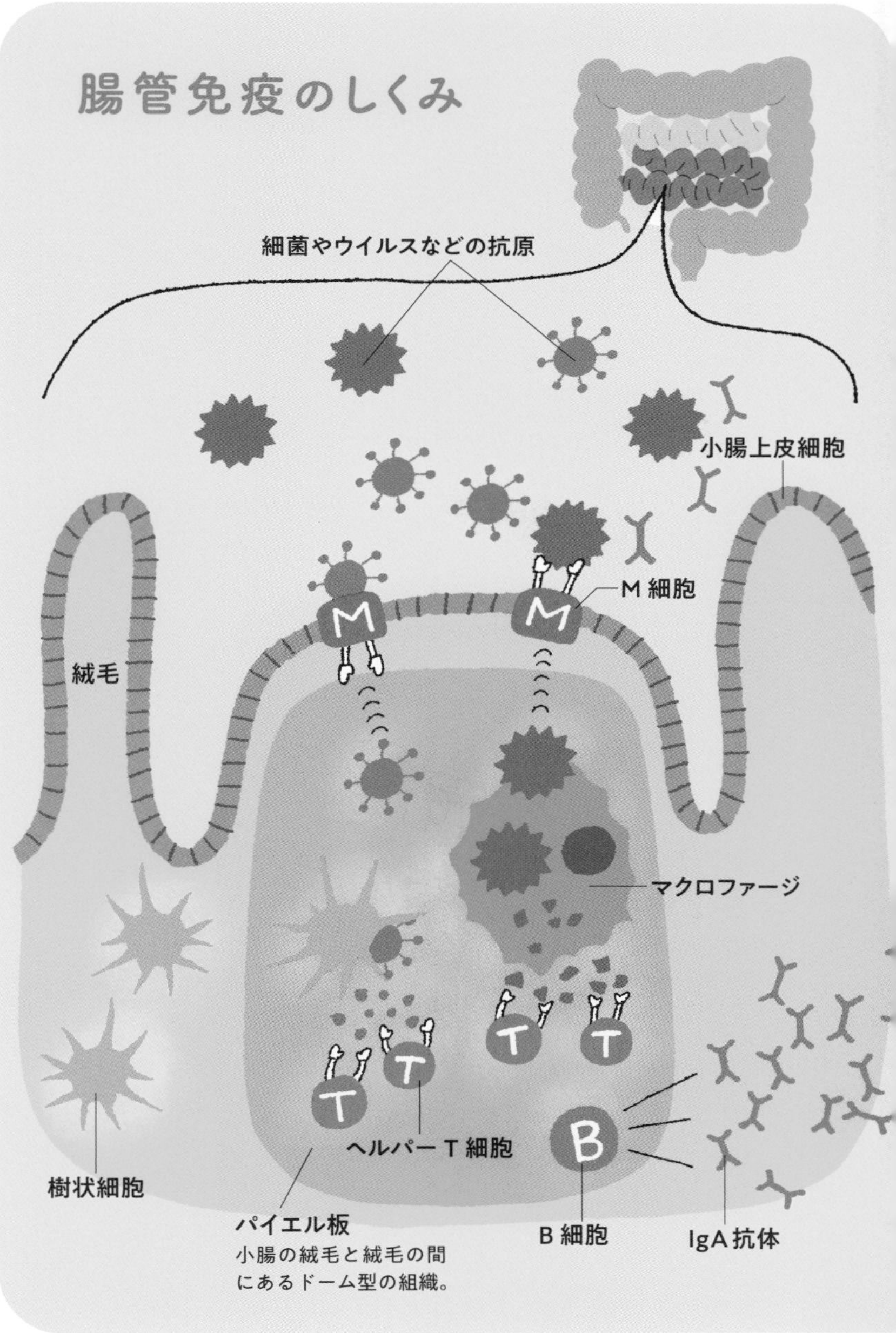
細菌やウイルスなどの抗原
小腸上皮細胞
M 細胞
絨毛
マクロファージ
樹状細胞
ヘルパー T 細胞
パイエル板
小腸の絨毛と絨毛の間
にあるドーム型の組織。
B 細胞
IgA 抗体

おなかの基礎知識⑤

脳腸相関

腸に張り巡らされた「腸管神経」は約1億個で、これは脳に次ぐ多さ。腸は脳の指令がなくても、自ら判断することができ、そのため「第二の脳」と呼ばれています。

腸管神経は迷走神経を通して脳とつながり、主に腸を活発にする副交感神経の機能をもち、逆に腸の動きを抑える交感神経は脊髄の中枢神経とつながっています。このルートを通して、脳と腸はお互いに情報交換をする密接な関係にあり、これを「脳腸相関」といいます。

脳腸相関のしくみ

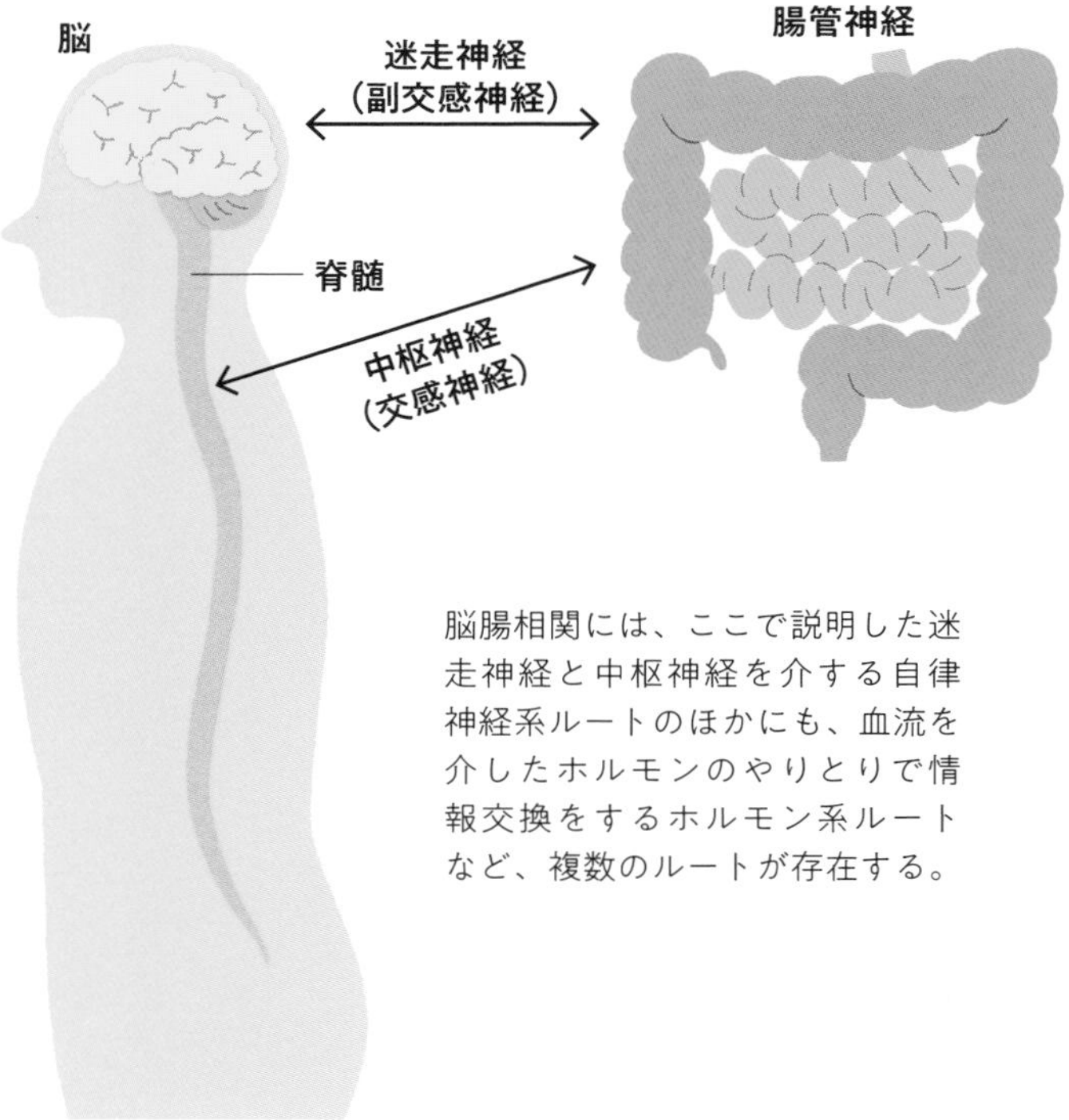

脳腸相関には、ここで説明した迷走神経と中枢神経を介する自律神経系ルートのほかにも、血流を介したホルモンのやりとりで情報交換をするホルモン系ルートなど、複数のルートが存在する。

腸内環境と脳

脳腸相関において、腸内フローラ（腸内細菌叢）も脳と密接な関係があります。自閉症は腸内環境の乱れが関係しているといわれます。また、腸内環境を整えることでストレスへの耐性ができます。さらには、腸内細菌がなければ、記憶力の低下や情動の欠如なども起こります。

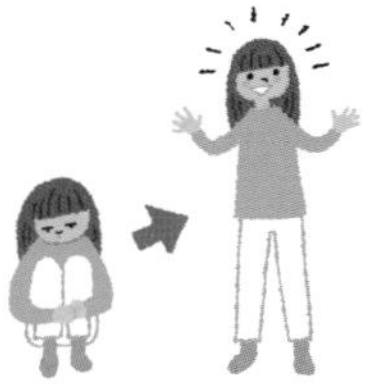

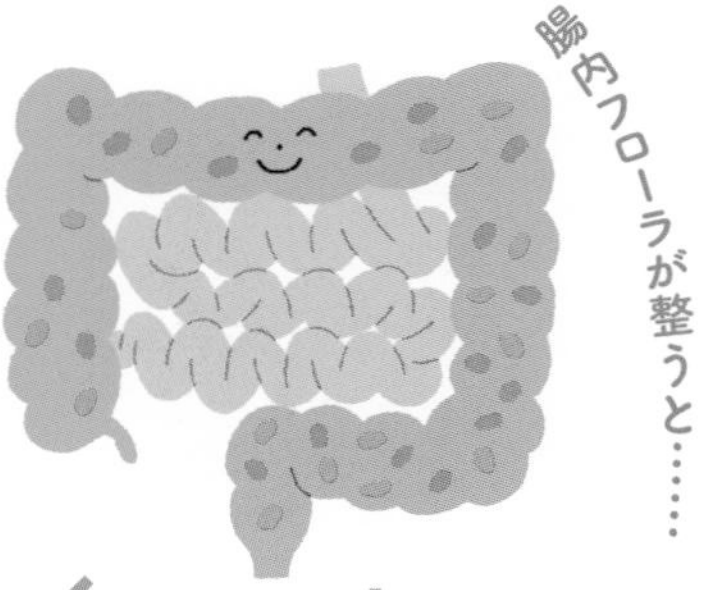

自閉症の改善に期待

コミュニケーションがうまくいかないなどの課題をもつ発達障害のひとつである自閉症は、腸内環境の乱れが指摘されており、プロバイオティクス（P135）による治療が期待されている。

脳の発達に影響が

マウスの実験によると、脳の海馬や扁桃体などに存在し、神経細胞の増殖を促す「BDNF（脳由来神経栄養因子）」という物質が、腸内細菌をなくすと発現しなくなることがわかった。腸内細菌がなければ、海馬が司る記憶力が低下し、扁桃体が司る情動がなくなり無感情・無感動になることが考えられる。

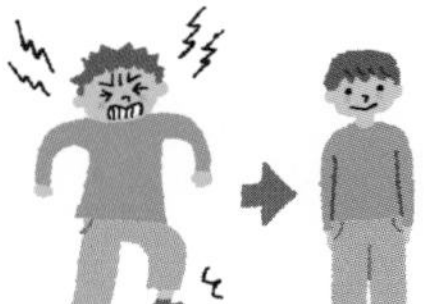

キレやすい性格が穏やかに!?

ラットでの実験で、プロバイオティクスを与えたラットはストレスホルモンの分泌が抑制された。腸内環境を整えることで、ストレスへの耐性ができたと考えられ、社会問題となっている“キレやすい子ども”の改善策となるかもしれない。

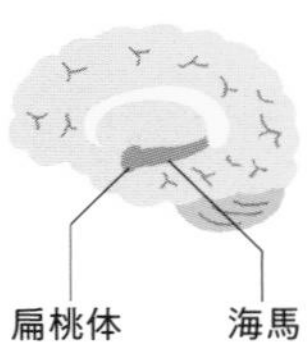

おなかの基礎知識⑥
腸とホルモン

神経伝達物質であるホルモンで、「幸せホルモン」と呼ばれるのがセロトニン。じつはその9割が腸で分泌され、脳腸相関（P20）で重要な役割を果たしています。

セロトニンは、自律神経を整えて心をポジティブに導き、興奮物質であるノルアドレナリンやドーパミンの暴走を抑えます。適度に分泌されると幸福感やリラックスが得られ、不足するとイライラが。

また、腸のぜん動運動を活発にするため、うつ病患者に便秘や下痢が多いというデータもあります。

エストロゲンと腸内細菌

女性ホルモンのひとつであるエストロゲンは過剰になると、エストロゲン受容体物質と結合して乳がん細胞を増殖させるスイッチをオンにしてしまいます。これを防ぐために、エストロゲンを分解する腸内細菌がホルモンバランスをコントロールしています。

エストロゲンは加齢によって減少し、ホルモンバランスを崩す原因となりますが、ここでも腸内細菌が活躍します。大豆イソフラボンから、エストロゲンと同じ働きをするエクオールを産生する腸内細菌が存在するのです。

しかし、残念ながら日本人の約43％はこの腸内細菌を十分にもっていません。

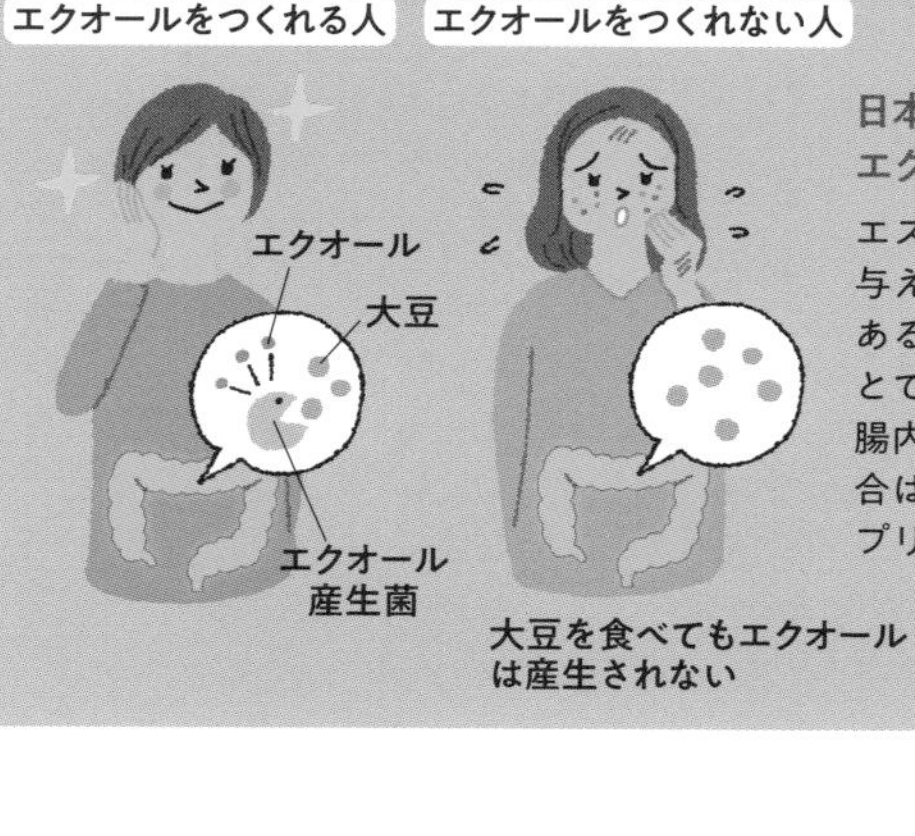

日本人の２人に１人はエクオールを産生できない
エストロゲンは肌に潤いを与えてくれるホルモンでもある。エクオールで補うことで美肌効果も期待できる。腸内細菌で産生できない場合は、エクオールを補うサプリなどを活用するのも手。

セロトニンがつくられるのは脳ではなく腸

セロトニンの90％が小腸の粘膜にあり、脳の神経にあるのはわずか２％。腸内環境は精神の安定に重要な役割を果たしているといえる。

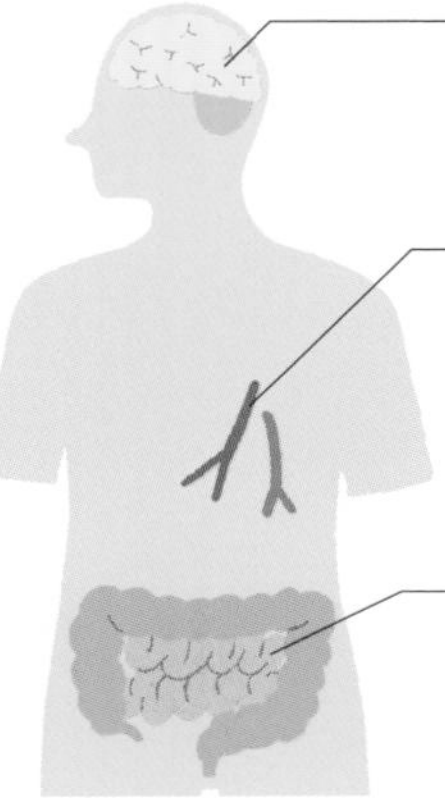

腸内環境が整う＝セロトニンが十分＝幸せ

セロトニンが少ない

幸福感が薄い

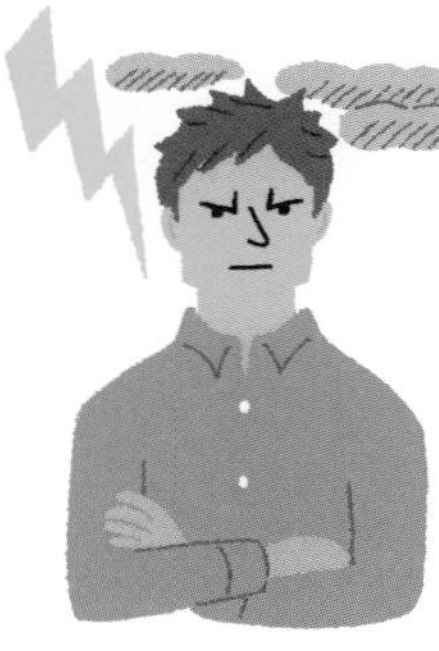

セロトニンが十分

幸せ

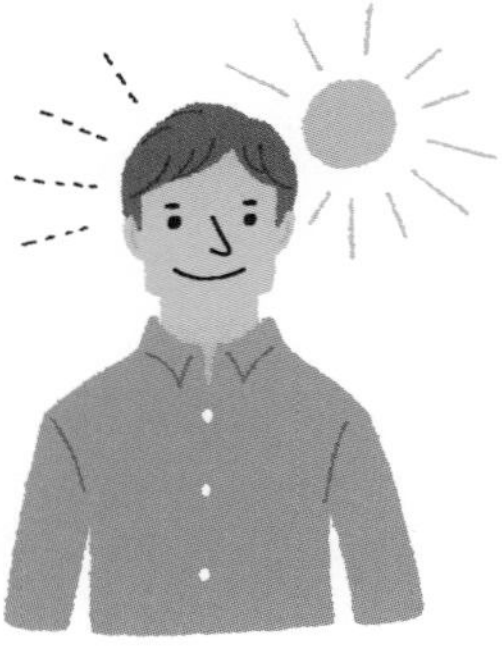

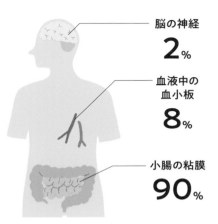

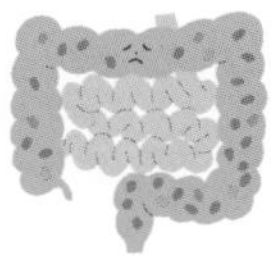

腸内環境が悪い

セロトニン不足が深刻化すると、うつ状態に陥ることも。セロトニンには、腸のぜん動運動を活発にする働きもあるため、セロトニンが不足すると便秘になりやすく、うつ状態に。逆に過剰になると下痢になりやすくなる。何ごともバランスが大事といえる。

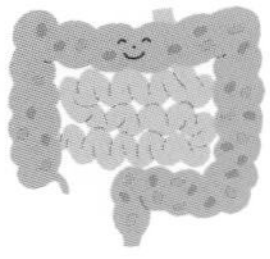

腸内環境が整っている

おなかの基礎知識⑦

腸と多臓器相関

腸は脳のほかにもあらゆる臓器と密にコミュニケーションをとり、体内バランスを調整しています。

たとえば「腸肝相関」。小腸から吸収された栄養は、一旦肝臓に蓄えられてから全身に送られ、腸での脂肪の消化吸収に使われる胆汁は肝臓でつくられるなど、連携して働きます。

また、心臓や肺は腸と自律神経でつながり、腸をサポートしています。そのほか脾臓や副腎なども連携し、腸はまさに体の司令塔といえます。

脳

迷走神経と中枢神経でつながった脳腸相関（P20）で、お互いに情報交換をし、影響しあう関係。

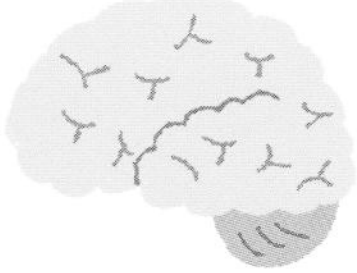

心臓

自律神経で腸とつながり、腸が不調になると心拍数を上げ、血流を調整して、腸の血流をコントロール。

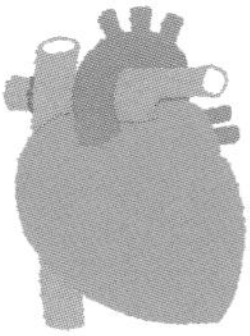

脾臓

造血・リンパ器官である脾臓は、免疫システムに関与。腸管免疫（P18）とも間接的に連動。

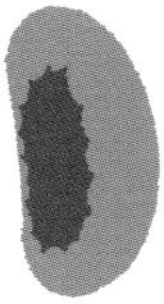

副腎

ストレスホルモンであるコルチゾールを分泌。腸に炎症があると分泌が増加する。

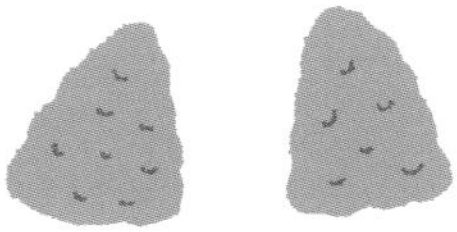

肝臓

小腸で吸収された栄養を一旦貯蔵して全身に届け、脂肪を消化・吸収する消化液の胆汁を生成する。

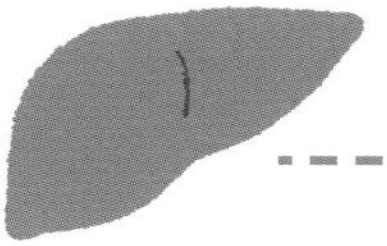

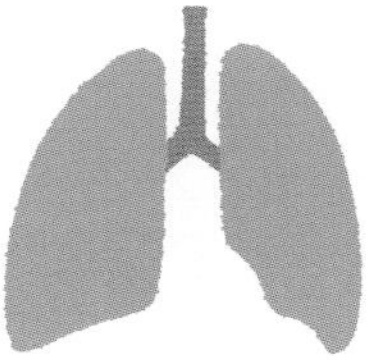

肺

自律神経で腸とつながり、呼吸の深さや速度などをコントロールして、腸のぜん動運動をサポート。

腸の多臓器ネットワーク

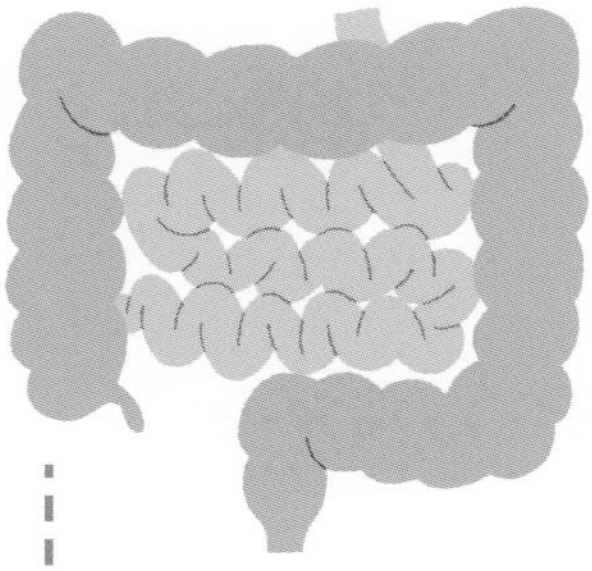

胃

食べたものを、胃酸で粥状にして腸へ送る。腸のお掃除活動（MMC／P157）の制御も担う。

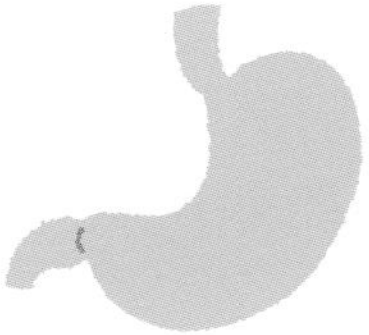

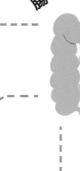

腎臓

血液中の老廃物を尿として排出する。腎臓を保護する働きのある腸内細菌によって機能が保たれる。

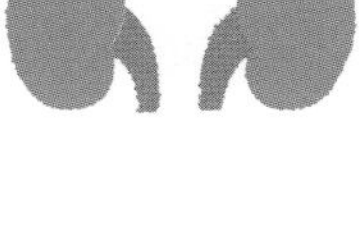

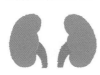

胆のう

胃酸の中和、消化に働く胆汁は肝臓で生成後、胆のうで貯蔵され、腸での消化に使われる。

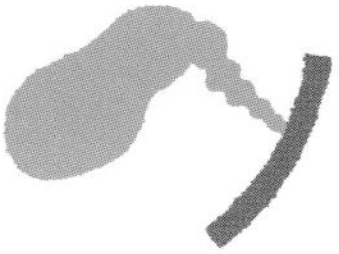

すい臓

消化物が腸に到達すると、アミラーゼという消化酵素を含んだ消化液である、すい液を分泌する。

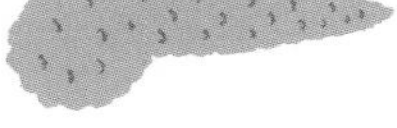

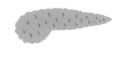

機能性ディスペプシア

(詳細はP82)

ストレスや自律神経の乱れなどが原因で、胃が十分にふくらまなかったり、胃酸の知覚過敏が起こり、胃もたれや胃痛を感じる病気です。

正常な胃

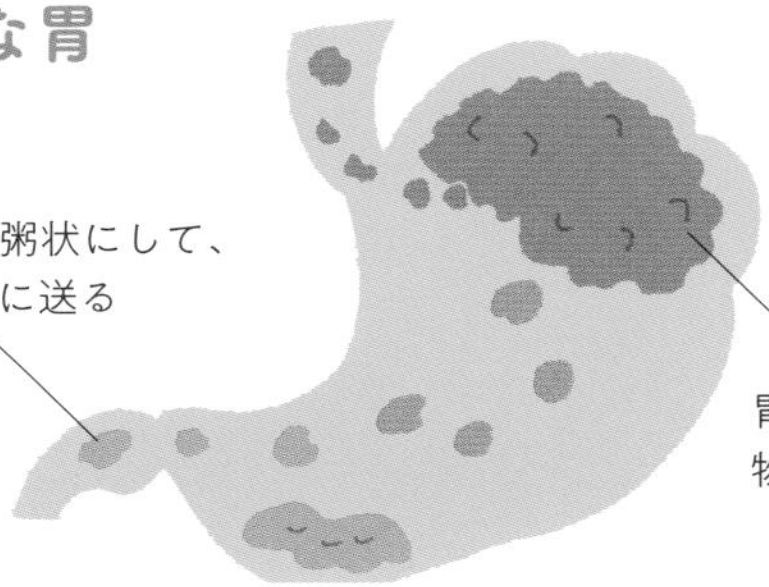
少しずつ粥状にして、
十二指腸に送る
胃の上部がふくらんで、食べた
物をいったんここにとどめる。

胃のふくらみが悪い(胃の運動機能障害)

・胃もたれ　・胃痛
・すぐにおなかがいっぱいになる

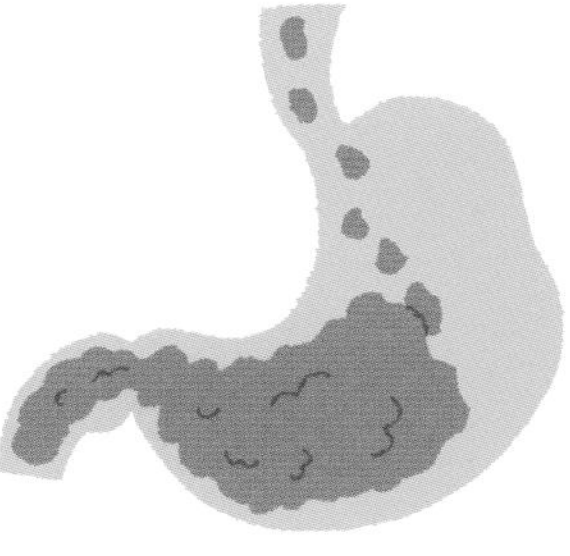

食べた物が胃の上部でとどめられず、十分消化されないまま十二指腸へ送られると、十二指腸で処理しきれず、十二指腸から胃への逆流などが起こる(十二指腸ブレーキ)。

内臓知覚過敏

・胃痛

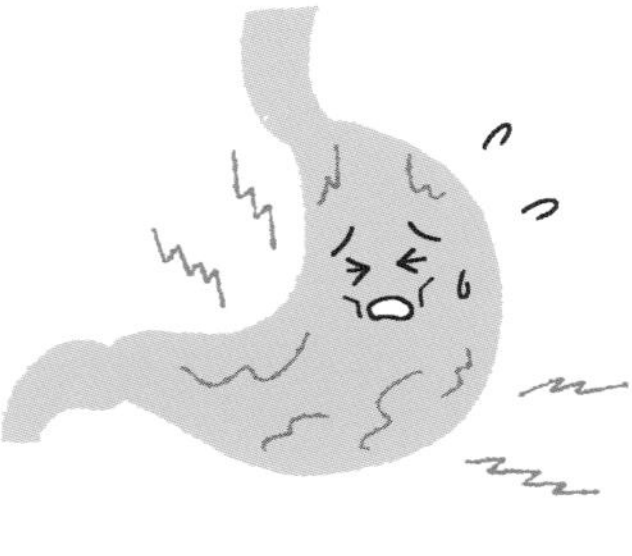

胃酸の量が正常でも、内臓知覚過敏の人は胃酸の刺激を強く感じてしまう。

過敏性腸症候群 （詳細は P86）

検査で異常がないのに便秘や下痢をくり返し、日本人の約10％に見られます。原因はさまざまですが、ストレスやFODMAPと呼ばれる糖質（P138）などの影響が考えられます。

3つのタイプに分けられる

下痢型

若い男性に多い

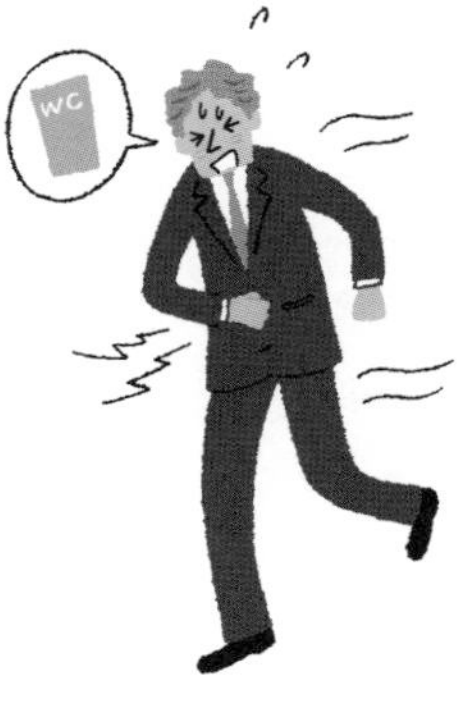

急な便意を感じ、下腹部が収縮して痛み、泥のような便（泥状便）や水のような便（水様便）が出る。排便すると、症状は治まる。

便秘型

若い女性に多い

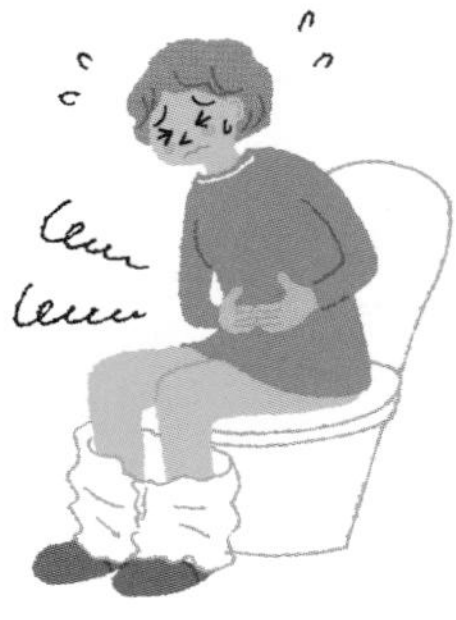

3日以上排便がなく、コロコロとした便が出る。頭が重い、頭痛、吐き気といった症状をともなうことも。排便すると、症状は治まる。

混合型

男性にも女性にも見られる

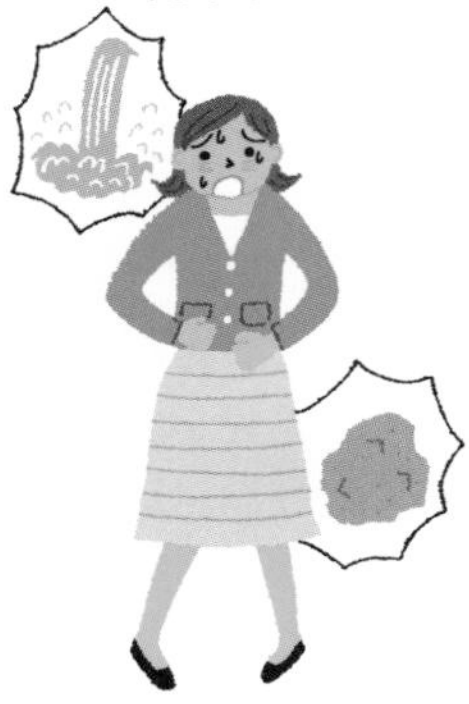

腸の動きが不安定で、速くなったり遅くなったりする。便秘のあとに下痢になり、また便秘になるという具合に、交互にくり返す。

過敏性腸症候群の6～8割は「SIBO」（P28・91）という小腸の病気を併発している

SIBO《シーボ》（小腸内細菌増殖症〈Small Intestinal Bacterial Overgrowth〉、詳細はP91）

本来は、腸内細菌が少ない小腸で、腸内細菌が爆発的に増える病気です。増えた腸内細菌が発生させるガスによっておなかが張り、下痢や便秘を引き起こします。

小腸の腸内細菌が増殖

正常な小腸＝
腸内細菌は1万個

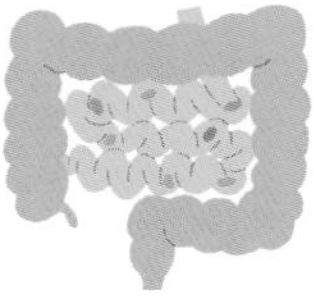

細菌の数は少なく、多様性に富んでいる。

SIBOの小腸＝
腸内細菌は10万個

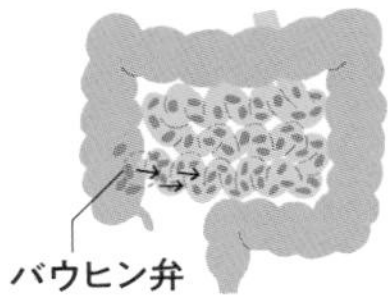

大腸へとつながるバウヒン弁から腸内細菌が流入し、正常時の約10倍に。しかも、多様性が失われた状態。

SIBOのタイプは2つ

細菌が発生させるガスによって下痢型と便秘型がある。

水素ガスタイプ＝下痢型

増殖した腸内細菌が、FODMAPと呼ばれる発酵性の糖質（P138）を発酵させることで、水素ガスが発生し、下痢に。栄養素の吸収がうまく進まないため、このタイプはやせ型の人が多い。

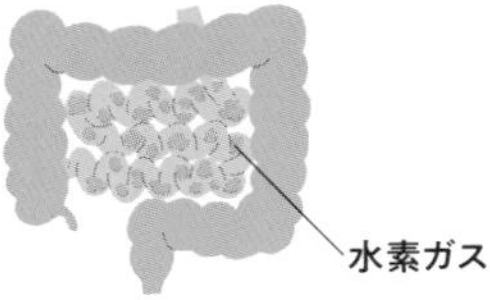

メタンガスタイプ＝便秘型

腸内に古細菌《こさいきん》（アーキア）を持っている人は、古細菌が水素をエサにメタンガスを発生させる。メタンガスは腸の動きを抑制するため便秘を招く。便が腸に長くとどまると栄養吸収が進み、このタイプは肥満の傾向が。

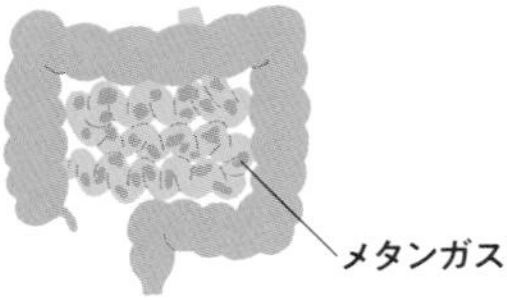

＊ほかにも硫化水素が発生するタイプのSIBOがあり、下痢が多く、腹痛が強いのが特徴。

SIBOには、小腸の腸内細菌のエサとなるFODMAP食品が大きく関与

リーキーガット症候群（詳細はP96）

小腸では、消化された栄養素のみを血管に取り入れますが、腸粘膜がダメージを受けると、有害物質までが血管に入り込み、下痢やアレルギー、自己免疫疾患を引き起こします。

正常な腸粘膜

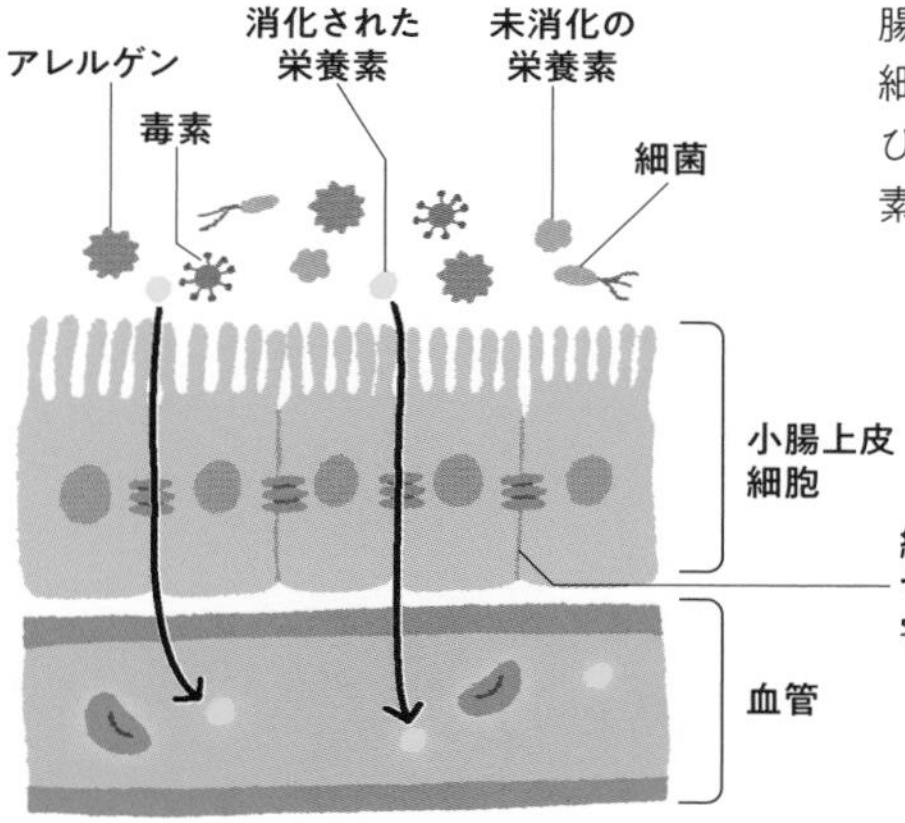
細胞と細胞の間にすき間はなく、有害物質をブロック。

腸粘膜（小腸上皮細胞）の細胞同士がしっかりと結びつき、消化された栄養素のみを血管へ通す。

リーキーガット症候群の腸粘膜

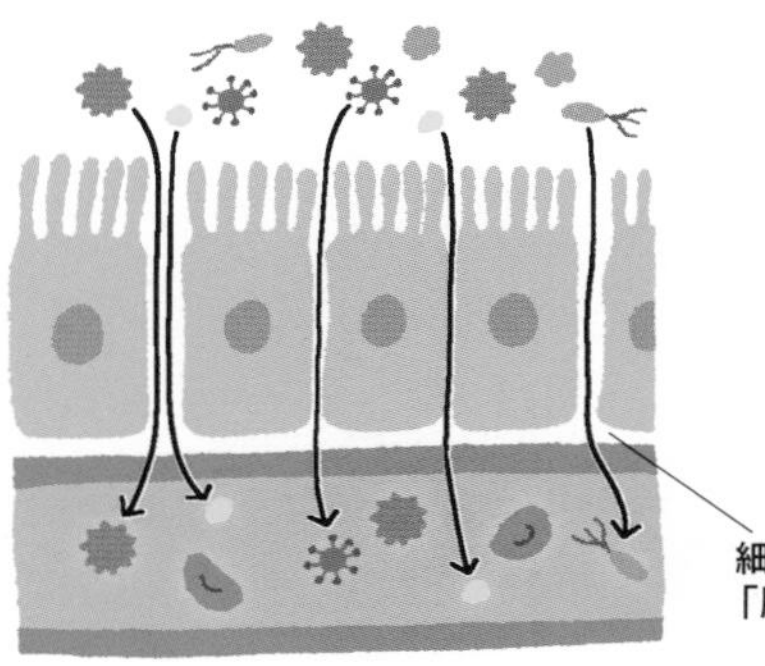
細胞間がスカスカで「腸もれ」状態。

腸の老化や、SIBOによるガスの大量発生などによって、腸粘膜がダメージを受けると、粘膜の細胞にすき間ができ、本来は通ることができない細菌や毒素などの有害物質が血管に入り込む「腸もれ」が起きる。

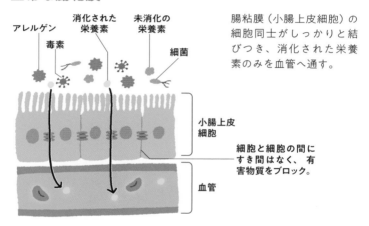

大腸憩室炎《けいしつえん》 （詳細は P109）

（詳細は P109）

腸に溜まるガスや腸の運動の高まりによる圧力で腸粘膜にできるくぼみを「憩室」といいます。憩室があるだけでは問題ありませんが、細菌が繁殖すると炎症を起こし、腹痛や発熱、下痢などを招きます。

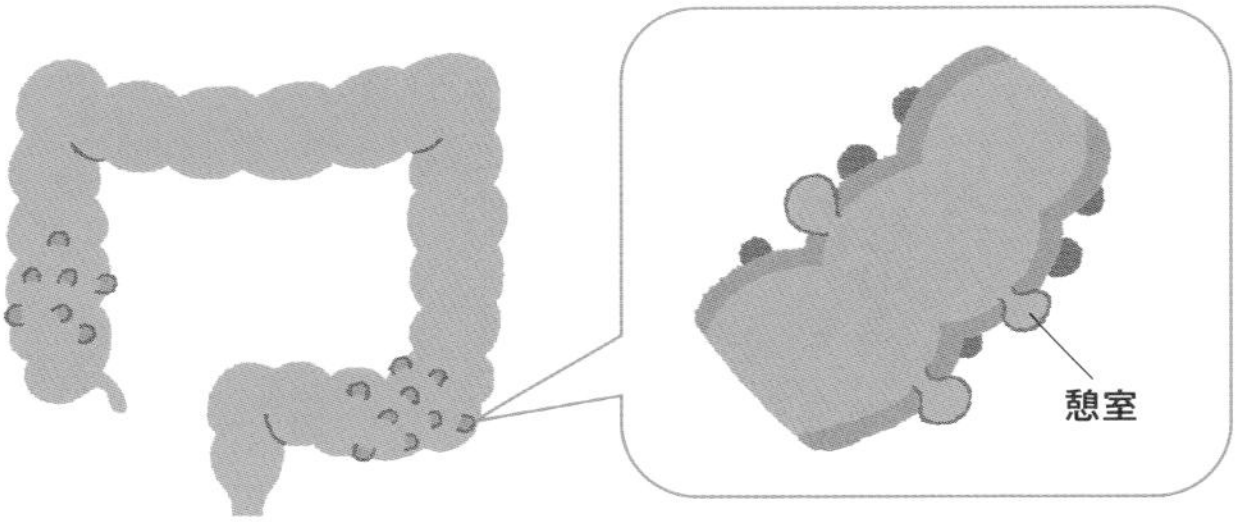

日本人の特徴として、右の大腸にできる憩室が多いが、年齢とともに左側の大腸にもできやすくなる。

憩室の落とし穴「SUDD《スッド》」（Symptomatic Uncomplicated Diverticular Disease）

大腸憩室炎と同じく憩室に炎症が起きる病気にSUDDがあります。憩室炎では、検査で炎症反応が検出されますが、SUDDでは顕微鏡レベルで微少な炎症反応が出るのみのため、異常なしと診断されたり、過敏性腸症候群と誤診されるケースがほとんどです。

SUDDでは、大腸に炎症を起こす「二次胆汁酸」が増えていたり、炎症を抑える酪酸を産生するコプロコッカスという細菌が減少していることがわかっています。症状としては、排便しても腹痛は治まらず、憩室のある部分のみが痛むのも特徴です。

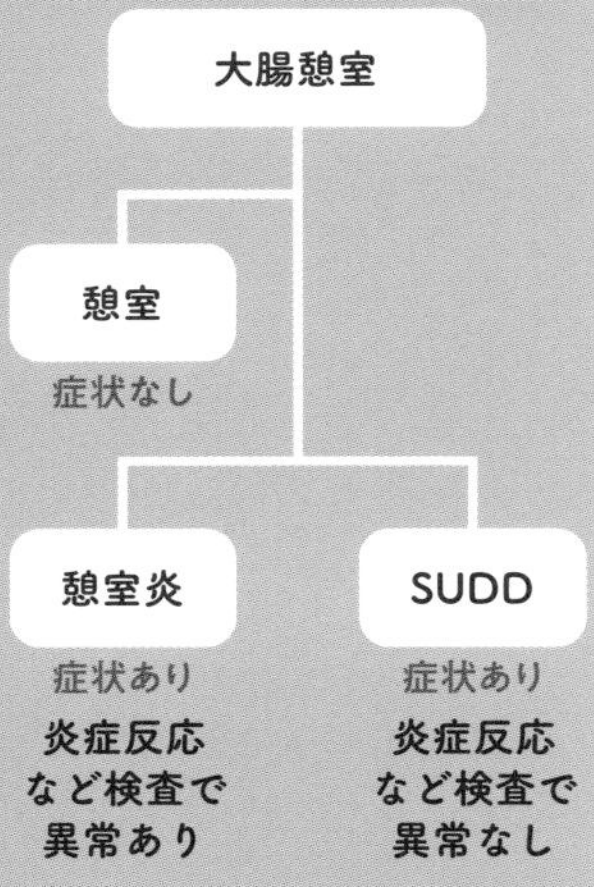

作成／江田証

おなかの基礎知識⑨

おなかの検査

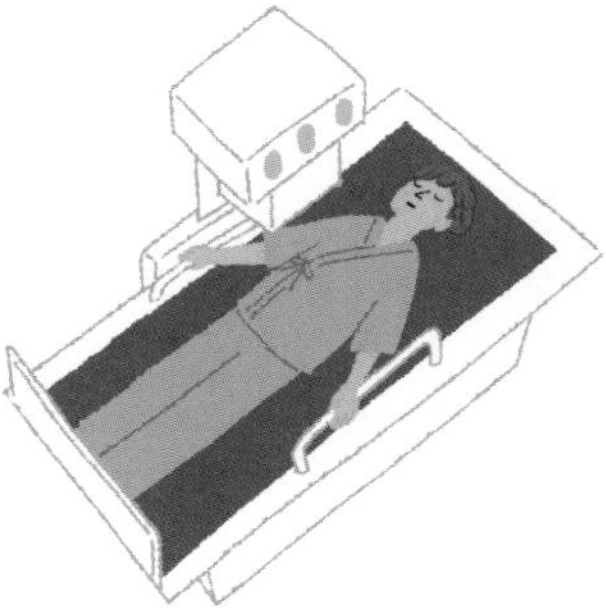

胃部X線検査

造影剤（バリウム）を飲み、X線を照射して、食道から十二指腸にがんや潰瘍などの異常がないかを調べる。

内視鏡検査

先端に小型カメラを内蔵した細い管を、胃や大腸に挿入して観察する検査。近年は、カプセル内視鏡や、尺取り虫のような動きで進むダブルバルーン内視鏡の登場により、今まで観察ができなかった小腸の内視鏡検査も可能に。

上部消化管内視鏡検査（胃カメラ）

口または鼻から内視鏡を挿入し、食道、胃、十二指腸を観察。

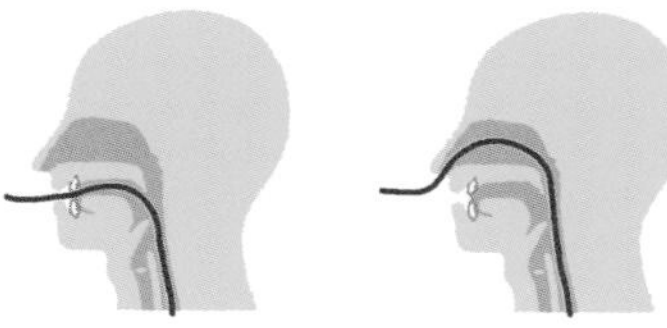

口から挿入　　鼻から挿入

大腸内視鏡検査

肛門から内視鏡を挿入し、大腸を観察。

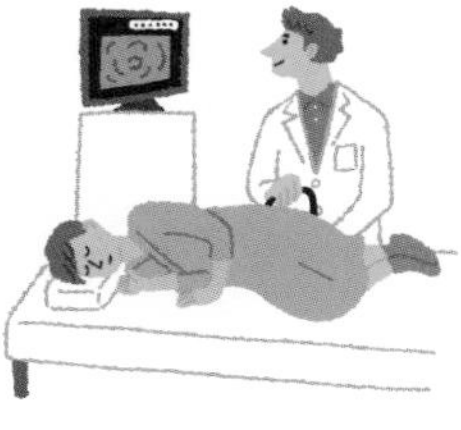

カプセル内視鏡

小型カメラを内蔵したカプセルを飲み、消化管を進みながら画像を記録するもの。カプセルは自然に排出される。痛みもなく、検査中も日常生活が送れる。今まで内視鏡が入れなかった小腸も観察が可能。

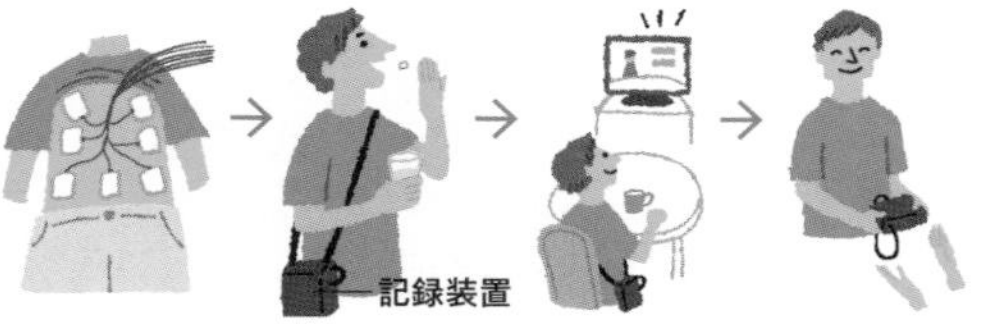

胸部と腹部に、画像を受信するセンサーアレイを装着。→ 記録装置を入れた専用ベルトを装着し、カプセルを水で飲み込む。→ 検査中は通常通り生活可能で飲食もOK。→ 記録装置を医療機関に返却して検査終了。

腹部超音波（エコー）検査

腹部の皮膚表面から超音波をあて、反射波を解析・画像化することで、内臓を観察。肝臓、すい臓、腎臓、胆のうの異常を調べる。

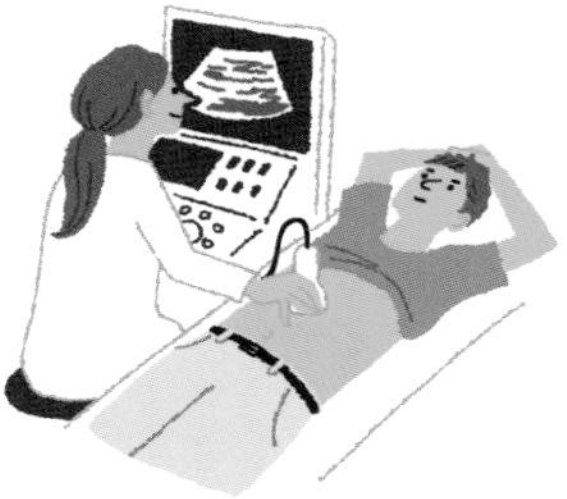

画像検査（CT／MRI）

CTはX線をあて、体の断面を画像化して調べる検査。MRIは、強力な磁場が発生している装置の中で磁気の力を利用して、体の断面をさまざまな方向から画像化し、異常を調べる。

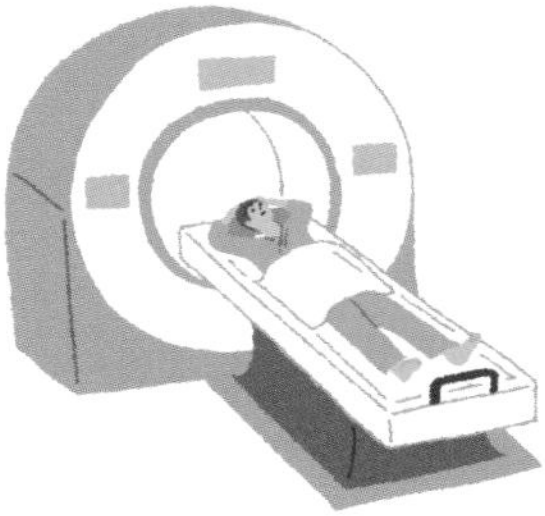

ラクツロース呼気検査

水素ガスとメタンガスの濃度からSIBOの有無を調べる検査。

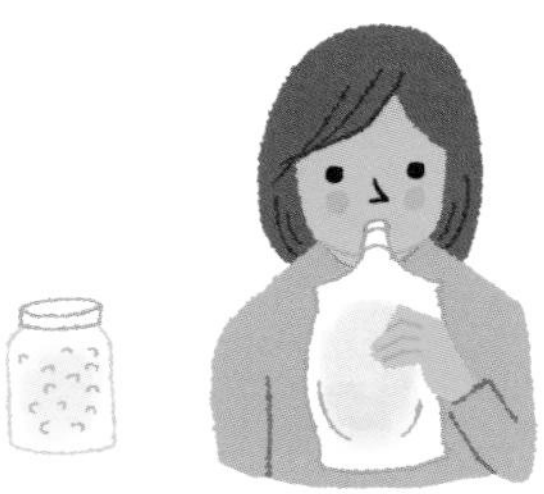

検査薬を飲む前に、水素ガスとメタンガスの基本濃度を測定する。次に、腸内細菌のエサとなる糖（ラクツロース）を飲んでガスを発生させ、20分おきに3時間、水素ガスとメタンガスの濃度を測定して診断（江田クリニックでは硫化水素の測定も可能）。

ピロリ菌検査

現在５つの方法がある。１つだけでは正確性に欠ける場合もあるため、２つ以上の検査を受けることがすすめられる。

- 尿素呼気試験／尿素の薬を飲み、その前後の呼気を検査。
- 便中抗原検査／便中のピロリ菌の有無を調べる。
- 尿中抗体検査／尿の中の抗体の有無を調べる。
- 血液検査／採血し、ピロリ菌の抗体価を検査。10段階で3未満はいない可能性が高く、３～９はグレーゾーン。
- 内視鏡検査／内視鏡挿入時に粘膜を採取し、ピロリ菌の有無も検査できるが、部分的な検査になる。

Column

現代社会を生き抜くカギは腸にあり

近年、腸の研究は飛躍的に進み、腸内細菌の働きや脳腸相関（P20）など、さまざまなことが解明されつつあります。

そんななかで、いまだブラックボックス的な存在なのが小腸でした。小腸は口や肛門から遠く複雑な形状ゆえ、内視鏡での観察が難しく、明らかに症状があるのに検査では異常が見られないという状況に患者さんが苦しまれることも多々ありました。しかし、カプセル内視鏡（P31）などの新たな検査方法の登場や細胞レベルでの検査を行うことにより、内視鏡では見えなかった「目に見えない」病気がわかるようになってきたのです。

本書でも紹介している過敏性腸症候群（P27・86）、胆汁性下痢（P10）、SIBO（P28・91）、SUDD（P30・109）などは、まさに目に見えない病気です。これまでは、病院に行っても原因不明といわれ、心を病んでしまった人が、腸に関する最新かつ正しい知識をもつことで救われるケースも少なくなく、それこそが、この現代社会を生き抜く力となりうるのです。

ここで、もうひとつお話ししておきたいのが、現代社会の価値観についてです。仕事や目標に対し意欲的な女性ほど、過敏性腸症候群などの機能性消化管障害が多いという論文があります。

現代社会では、まだまだ根強い「女性はこうあるべき」という観念にとらわれ、自己非難に苛まれておなかの不調を招く女性が多く、「ジェンダーの問題」がおなかの不調を生んでいるのです。現代人の腸の不調改善には、いわゆる腸活だけではなく、現代社会全体が変わる必要があります。

はじめに

「ガッツがあればなんでもできる」

とアントニオ猪木さんは言いました。

この『ガッツ』とは、『GUTs《ガッツ》』、つまり英語で『胃腸』を意味します。

つまり、おなかの病気を治すことは、ガッツを出して、気持ちよく生活し、幸せになるために必須のことなのです。

しかし、現代社会は、森のゆらぎもそよ風も感じられない都市化が進んだ住まいで、仕事も高度管理社会となっており、ストレスや自律神経の乱れから胃腸の調子を崩しがちです。

日本古来の日本食は、腸内細菌を整え、善玉菌である酪酸菌を増やし、長寿をもたらす、ユネスコ無形文化遺産に登録されるような健康食なのですが、食の欧米化、ファーストフードなどの台頭により、胃腸の病気を悪化させています。実際、大腸がんは増え続け、女性の死因のナンバーワンとなっています。

このような現代日本において、おなかの不調を抱えた人は、なんと1700万人に及ぶと推測されています。にもかかわらず、これらの多くの人は、病院やクリニックに現れません。医師が接しているのは、まさに氷山の一角。医療機関への受診は敷居が高いからです。

そして勇気を振り絞って受診しても、医師にも、「異常ないですね」の一言で流されてしまう。

こうした中で、おなかの不調な人は孤独になりがちです。

仲がいい友だちにすら、便やガスの話をするのは恥ずかしいからです。

私がこの本を書いたのは、そんなあなたのためです。

今まで、本当にツラい思いをしてきましたね。

この本では、『医師が異常がないというのに不調』のカラクリを噛み砕いて説明いたします。

そして、これを読んで実践したあなたには、おなかの不調のない、安らかな毎日が訪れるでしょう。

そして、

『こんなにおなかの不調がない世界って、楽だったんだ！』『ふつうの人って、こんなに生活をエンジョイできてたんだ！』

と知ってもらえたら、医師としてこれ以上の幸せはありません。

江田証

Contents

Contents

参考文献

『小腸を強くすれば病気にならない　今、日本人に忍び寄る「SIBO」(小腸内細菌増殖症)から身を守れ！』江田証(インプレス)『一流の男だけが持っている「強い胃腸」の作り方』江田証(大和書房)、『おなかの弱い人の胃腸トラブル』江田証(幻冬舎)、『腸のトリセツ』江田証(Gakken)、『腸を治す食事術』江田証(新星出版社)、『腸内細菌の逆襲』江田証(幻冬舎)、『新しい腸の教科書』江田証(池田書店)、『すごい酪酸菌』江田証(幻冬舎)、『女性のための「ガス抜き」これだけポーズ』江田証(PHP)、『超一流の腸活術』江田証(KADOKAWA)、『70代、腸内細菌と筋肉で老いを超える』江田証(さくら舎)、『医師が教える 新しい腸活レシピ』江田証(池田書店)

STAFF
カバーデザイン／林 陽子(Sparrow Design)
本文デザイン／尾形 忍(Sparrow Design)
イラスト／秋葉あきこ
編集／時岡千尋(cocon)
協力／菅原嘉子
校正／向後真理

第1章

おなかの疑問や不安をスッキリさせるＱ＆Ａ

Q1 昔から、ずっと便秘です。放置していても大丈夫でしょうか？

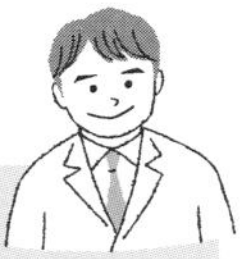

A 腸だけでなく全身に影響が出て、寿命が短くなるとの報告もあります。「たかが便秘」とは思わず、セルフケアで解消しましょう！

便秘ってつらいですよね。何日も便が出ずにおなかが張り、体はもちろん心までモヤモヤしてしまうのが、まさに便秘の症状といえます。

そんな便秘は、**大腸のぜん動運動の鈍さや水分分泌の減少によって起こります**（P10）。日本内科学会では便秘を「3日以上排便がない状態、または毎日排便があっても残便感がある状態」と定義しています。

便秘の原因となるのは、**不規則な生活やストレス、食物繊維の摂取不足**などで、**過敏性腸症候群**（P27・86）や**SIBO**（P28・91）などの病気が隠れていることも

＊（出典）Joseph Y Chang et al. Impact of functional gastrointestinal disorders on survival in the community. Am J Gastroenterol 2010 Apr;105(4):822-832.

あります。また、排便をがまんする習慣のせいで、便秘になっている人もいます。

便秘になると、本来排出されるべき便が腸内に溜まり続けるため、便に含まれた有害物質の影響で悪玉菌が増えていきます。その**悪玉菌が発するガスも増え、おなかが張り、おならが出やすく**なります。さらに、悪玉菌が生み出した有害物質が血流にょって全身を巡るため、**アレルギーや肌荒れといった症状が現れたり、イライラ感や記憶力の低下**といった、気分や脳の機能にまで影響が及んだりするのです。

しかも、２０１０年のアメリカ・メイヨー医科大学での調査＊では、衝撃の結果が報告されました。慢性的な便秘の人は、そうではない人よりも15年も生存率が低い、つまり寿命が短いと判明したのです。

「たかが便秘」とは思わず、腸によいとされる**発酵食品や水溶性食物繊維、オリゴ糖、EPA・DHA**などの食品を積極的にとり（P１３０）、**水分を多めに摂取する**（P１５４）などして、便秘を解消・予防しましょう。**朝には必ず便座に座るトイレ習慣**（P１６０）をつけ、便を出すリズムをつくったり、**骨盤底筋トレーニング**（P１７２）で排便力を上げたりするのもおすすめです。

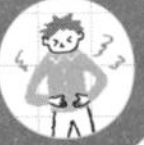

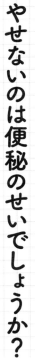

Q2 やせないのは便秘のせいでしょうか？

A 便秘で太ることはありませんが、SIBOの「便秘型」は要注意です。

たしかに便秘で便が溜まれば、体重が増えていそうな気がしますよね。しかし、**便秘がすぐに体重増加につながることはありません**ので、ご安心を。

ただし、同じ便秘でも、**SIBO**（P28・91）**の「便秘型」の場合は注意が必要**です。このタイプの便秘では、増殖した腸内細菌が生み出す大量のメタンガスにより、大腸の動きが遅くなっています。動きの鈍い腸内では、便が停滞する時間が長くなり、それだけ**吸収される栄養素も増えてしまうため、肥満につながる**ことがあります。

この場合、メタンガスを生み出す腸内細菌のエサとなるFODMAPを含む食品を避け、**低FODMAP食**（P138）**をとる**ようにして、腸内環境を整えましょう。

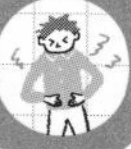

Q3 便秘がちだと、大腸がんになりやすいのでしょうか？ 便秘性なので心配です。

A 断定はできません。近年は**人工甘味料**との**関係**が報告されています。

よく、便秘の人は大腸がんになりやすいですか？と聞かれます。これについては、関連性はないというデータも、少しリスクが高まるというデータもあるのが現状です。

一方、近年、大腸がんリスクに関連する興味深い研究が報告されています。イスラエルのワイツマン科学研究所の発表によると、**カロリーオフの人工甘味料は、人には非栄養であっても、腸内細菌にとっては格好のエサとなり、**増殖させるというのです。それによって**腸内細菌のバランスが崩れ、大腸がんのリスクにつながる**のです。

大腸がん予防には、**人工甘味料入りの飲料は避け、**さらに**大腸がん抑制効果のある酪酸**を生み出す酪酸菌（P16・136）を増やすために**食物繊維をとりましょう。**

Q4 ヨーグルトを食べればおなかの不調が治ると聞きましたが、毎日食べても治りません。どうしてですか？

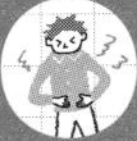

A 腸内環境によっては、逆効果になることもあります。

健康な腸内では、ヨーグルトを食べると善玉菌が増え、腸の健康を保つことができます。しかし、**腸内細菌が増殖するSIBO**（P28・91）など、**腸にトラブルを抱える人には、それが逆効果になる**のです。ヨーグルトで善玉菌を加えると、腸内細菌の数がいっそう過剰になり、細菌が発生させるガスなどの代謝物で腸がパンパンに！便秘を解消できないばかりか、かえって腸内環境を悪化させてしまうのです。

ヨーグルトでおなかの不調を解消できない場合には、**腸をいたわる低FODMAP食**（P138）を実施してみましょう。腸が元気を取り戻し、機能が活性化すれば、さまざまな腸のトラブルが改善することでしょう。

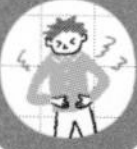

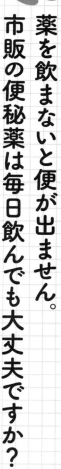

Q5 薬を飲まないと便が出ません。市販の便秘薬は毎日飲んでも大丈夫ですか？

A 「刺《し》激《げき》性《せい》下《げ》剤《ざい》」を毎日服用するのはNGです。

市販の便秘薬のなかには、「刺激性下剤」というタイプのものがあります。これは大腸を刺激する作用があり、激しいぜん動運動を起こして便秘を解消させる、とても効き目の強い便秘薬です。便秘がひどいときにだけ使うならば問題ありませんが、**毎日使い続けると、薬なしでは腸が動かなくなってしまいます。**

市販薬のなかでも、**「酸化マグネシウム」**は、**「非刺激性」と呼ばれる便秘薬**で、大腸に水分を引き寄せて便を軟らかくする効果があります。副作用も少ないため、比較的安全に使うことができます。ただし、用量を超えて使用すると、心筋梗塞や不整脈の原因である高マグネシウム血症を引き起こすため、**用量は守るようにしましょう。**

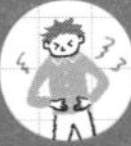

Q6 便秘によいという漢方薬や健康茶の効果って本当にあるのでしょうか？

A エビデンスがなく、健康を害してしまうものがあります。

漢方薬や健康茶などには、**医学的なエビデンス（根拠、証拠）がないものが多いうえに、かえって体に負担をかけてしまうものも少なくありません。**

たとえば、便秘解消を謳ったお茶に含まれるセンナやアロエなどの成分は、腸粘膜の細胞を傷つけ、真っ黒にしてしまう「メラノーシス」という状態を引き起こします。このメラノーシスは、大腸ポリープや大腸がんのリスクを高めるのです。

便秘解消には、大黄などの漢方薬や健康茶などよりも、**エビデンスの高い薬を処方してもらうほうが安全です。**また、体質に合った水分をしっかり摂取すれば（Ｐ１５４）、便に水分が含まれるようになり、すっきりと出るようになりますよ。

Q7 緊張すると、おなかを下してしまいます。どうしてなのでしょうか？

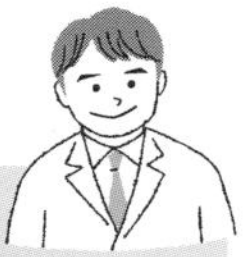

A **脳腸相関により、緊張による不安を感じ取った脳が、ストレスホルモン（CRH）を出し、これが腸の粘膜で炎症を起こすからです。**

大事な商談や受験など、緊張を感じるときに限って、おなかが痛くなり、トイレに閉じこもりきり……。そんな経験をすると、「またおなかが痛くなるのでは？」「下痢をするぐらいなら、緊張することはしたくない」と思い、引っ込み思案になったり、生活の質（ＱＯＬ）が下がったりしてしまいます。この「緊張して下痢になる」という症状は、「失敗できない」という**強い不安**（**興奮**）が起こることから始まります。それを脳がストレスとして認識すると、脳の視床下部から、「**ＣＲＨ**（**副腎皮質刺激ホルモン放出ホルモン／コルチコトロピン・リリー**

シング・ホルモン）」というストレスホルモンが分泌されます。

このCRHは、**脳腸相関**（P20）のひとつである「血流によるホルモンの移動」により、腸へと到達し、腸粘膜にある肥満細胞を刺激します。すると、炎症にかかわる物質の「**ヒスタミン**」**が放出され、腸粘膜に炎症を発生**させて、下痢などの腸の不調を起こします。また、ヒスタミンによる腸粘膜の**炎症の状態は、神経を介した脳腸相関によって脳に伝わります。**そのため、脳は「おなかが痛い」と認識するのです。

炎症が進むと、**腸のバリア機能を低下**させ、腸から有害物質がもれ出す**リーキーガット症候群**（P29・96）を引き起こし、さらに全身の不調を招きます。

ストレスを解消するには、**ストレスを感じることにあえて取り組み、慣れるようにする**「**不安階層法**」（P167）に取り組んでみましょう。人と話すと緊張してしまうなら、最初は5分だけ話してみて、次は10分間話してみて……とストレス度を徐々に上げていけば、ある程度のストレスに脳や腸が耐えられるようになります。

それでも症状がひどい場合には、**過敏性腸症候群**（P27・86）を発症している可能性もありますので、病院を受診し、正しい治療を受けてください。

ストレスとおなかの不調の関係

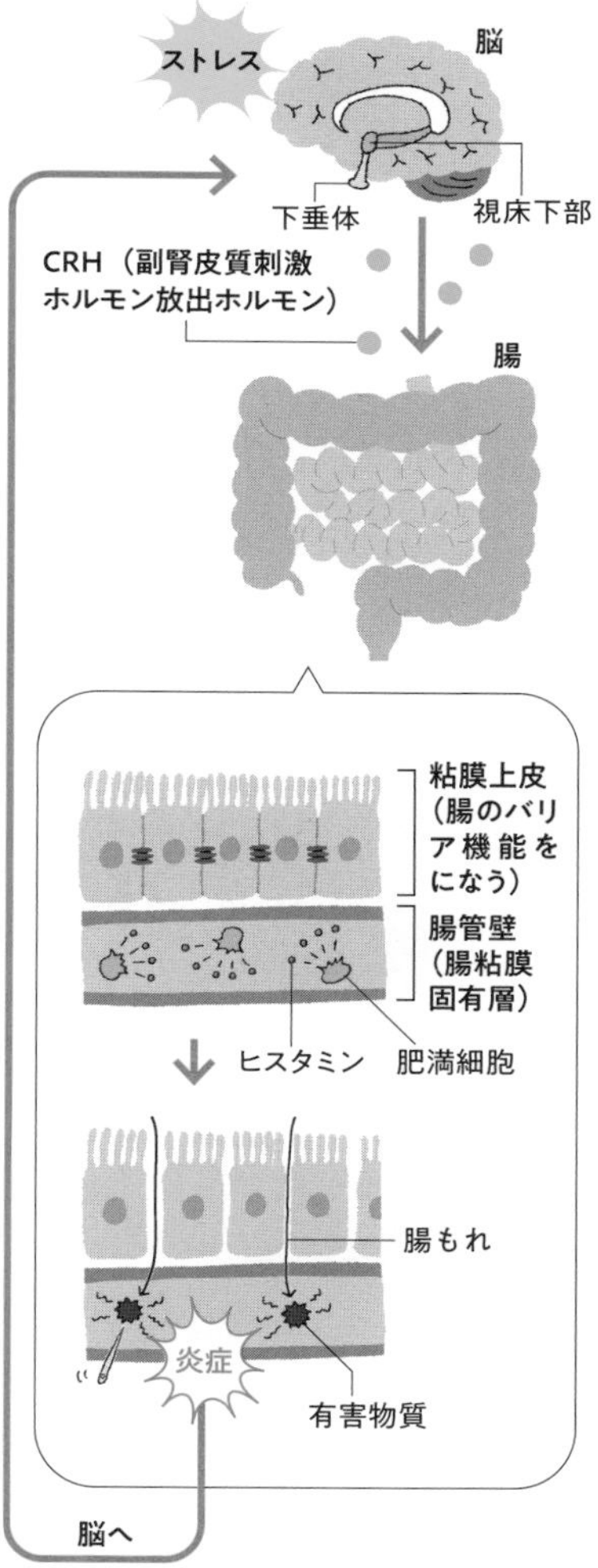

❶ ストレスがかかると脳からCRHが放出

脳がストレスを感知すると、脳の視床下部から下垂体を通して「CRH（副腎皮質刺激ホルモン放出ホルモン）」が放出される。

↓

❷ CRHが腸へ到達

血流などによって、CRHが腸へと到達する。

↓

❸ 腸管壁内の肥満細胞からヒスタミンが放出

CRHに刺激された腸管内の肥満細胞が弾け（脱顆粒）、ヒスタミンという化学物質が放出される。ヒスタミンの作用で、腸粘膜に炎症が起きる。

↓

❹ 腸粘膜の炎症によって腸もれが発生

腸粘膜に炎症が起きて組織が壊されると、細胞間がスカスカになって、有害物質が腸管内や血流に侵入。

↓

❺ 炎症がおなかの痛みとして脳に伝わる

炎症の状態が神経を通して脳に伝わり、おなかの痛みとして感じる。

↓

有害物質は血流にのって全身へ行きわたり、全身の不調の原因に

（出典）Enck P., et al:Nat Rev Dis Primers 2016;2:16014 をもとに作成

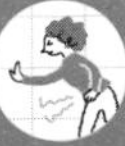

Q8 ふとしたはずみに、便失禁をしてしまい、ショックでトラウマになってしまいました……。

A 加齢などが原因で、肛門を閉じる力が弱くなっている可能性が。

これはズバリ、**肛門を閉じる力が弱まっている**せいです。肛門を閉じるための、内側からかかる圧力（内圧）が弱くなっているのです。多くは加齢が原因ですが、便秘を解消しようと、肛門に指を入れて便をかきだす「摘便《てきべん》」が原因になっていることもあります。摘便が習慣になっていると、肛門の筋肉が傷ついて肛門がゆるくなり、便失禁につながってしまうのです。また、便座の洗浄機能の使いすぎも、同様に肛門を傷つけ、弱めてしまいます。

便失禁を改善・予防するには、**肛門まわりの筋肉を鍛えられる骨盤底筋トレーニング**（P172）がおすすめです。尿もれや便秘などの腸トラブルにも効果があります。

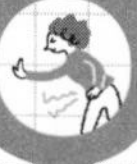

Q9 接客業をしていて自由にトイレに行けないのに1日に何回も便意があり、困っています。

A 直腸の病気や過敏性腸症候群の可能性が。早めに受診を！

便を出しても、残便感があったり、何度もトイレに通うようになるのは、直腸の炎症がもとになって起こりやすい症状といえます。**直腸がん**（P107）**のような重篤な病気**が隠れている可能性もありますので、早めの受診をおすすめします。

また、1日に何度も下痢のような便が出る場合は、腸がさまざまな刺激に敏感になっている**過敏性腸症候群**（P27・86）のなかでも、**直腸が過敏になっているタイプ**（直腸過敏症）の可能性が高いです。こちらの場合は、ストレスによって腸の働きに影響が出ていることが多いため、**ストレスを溜めないセルフケア**（P164）をこまめに行ってみましょう。**低FODMAP食**（P138）も効果があります。

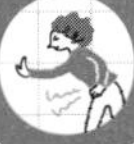

Q10 焼肉などの脂っこいものを食べると、おなかを壊してしまうのはなぜでしょうか？

A 脂肪の消化の悪さや、腸の動きを活発にさせる作用のせいです。

脂肪は、ほかの栄養素よりも消化に時間がかかります。そのため、脂肪の多い脂っこいものを食べると、なかなか消化・分解されず、**未消化のままで腸へと移動してしまい、消化不良で下痢を起こしやすくなる**のです。また、**脂肪には腸管のぜん動運動を活発にする作用**があります。腸が激しく動くようになると、下痢が起こりやすくなります。慢性すい炎で脂肪を消化・分解する消化酵素が不足していることもあります。

脂っこいものを食べたあとには、ぜひ腸を休ませてあげてください。**腸のお掃除運動であるＭＭＣ**（伝播性消化管収縮運動）が行われるように、食事の間隔を空け（Ｐ１５７）、腸の中から不要なものを取り去りましょう。

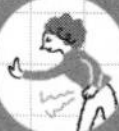

Q11 いつもおなかがゴロゴロ鳴って恥ずかしいです。これは何の音でしょうか？

A 腸内細菌が生み出すガスが動く音です。

おなかが鳴ることを「腹鳴《ふくめい》」といいます。腹鳴は、**腸の中をガスが動いているため**に起こります。本来、小腸にはガスはあまり溜まらないものですが、小腸で腸内細菌が増殖するSIBO（P28・91）を発症していると、腸内細菌が糖質をエサにして過剰な発酵を行い、水素ガスやメタンガスをたくさん発生させます。このガスが腸内で動き、腹鳴を起こしていることがあるのです。

腹鳴をなくすには、**ガスを発生させる腸内細菌の増殖を抑える**こと。腸内細菌のエサとなる糖質を含む高FODMAP食品を避ける食事法（P138）が有効です。溜まったガス**を出やすくするガス抜きストレッチ**（P176）も試してみましょう。

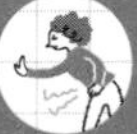

Q12 便秘と下痢を交互にくり返していて、つらいです。

A 過敏性腸症候群の可能性がありますので、病院を受診しましょう。

便秘と下痢は、正反対の症状ですが、じつは裏表の関係でもあります。腸の動きが鈍いときには便秘になり、反対に動きが活発なときには下痢になります。この2つをくり返す症状は、**過敏性腸症候群**（P27・86）によく見られます。**腸が敏感になりすぎているせい**で、ちょっとしたストレスや自分の腸に合わない食品などの刺激に反応しやすくなり、便秘と下痢を頻繁にくり返すようになるのです。

この場合、病院で過敏性腸症候群の治療を行うのはもちろんですが、**質のよい睡眠**を心がけ（P162）、**原因となっているストレス**を溜めないようにしたり（P164）**低FODMAP食**（P138）にすることで、症状を改善できることがあります。

Q13 旅行に行くと、必ずおなかの調子を崩し、一緒に行く人に迷惑をかけてしまいます。

A ストレスが原因の可能性が。宿泊先ではリラックスを心がけましょう。

旅行でのおなかの不調は、**自律神経が関係**しています。バスや飛行機など、トイレに行きにくい状況になると、決まっておなかが痛くなったりするのは、脳が「トイレに行けない」という不安やストレスを感じ、自律神経の交感神経（便秘になりやすい）・副交感神経（下痢になりやすい）のどちらかが急に優位になることで、おなかの状態がコロコロと変わってしまうからなのです。

旅行中は環境が変化することもあり、ストレスを感じて自律神経が乱れやすくなります。宿泊先では**寝る前に腸マッサージ**（P170）をするなどして腸をケアし、**リラックスすることを心がけ**ましょう。

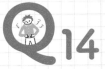

Q14 腸活をがんばっているのに、ガスが溜まり、おなかがパンパンで苦しいです。

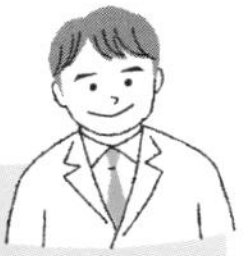

A
原因となるSIBOや便秘を改善し、食べ方の見直しを。おなかが張って苦しいときは、ガス抜きストレッチが有効。

ガス溜まりは、おなかの症状としてはかなり苦しいものです。**小腸は、もともとガスを溜めるようにはできておらず**、細い管状の器官ですから、ガスが溜まれば腸管が伸びるほどにパンパンになり、つらさや痛みを生み出します。

では、なぜ小腸に、ガスが溜まってしまうのでしょうか？それは、小腸で腸内細菌が増殖するSIBO（P28・91）が原因です。**SIBOの人の腸内では、増殖した腸内細菌が過剰な発酵を行うせいで、ガスがどんどん発生**してしまうのです。それは、人によっては腸によいとされる食品にも含まれる、ＦＯＤＭＡＰという糖質が原因になっていることがあります。**低ＦＯＤＭＡＰ食事法**（Ｐ１３８）で自分に合った腸活を実践しましょう。

また、便秘がちで、腸内でなかなか便が動かないことも、ガスが溜まりやすくなる原因のひとつです。**腸マッサージ**（Ｐ１７０）や**こまめな水分摂取**（Ｐ１５４）で排便習慣を改善してみてください。また、ガスが溜まっていると感じたら、**ガス抜きストレッチ**（Ｐ１７６）もおすすめです。

便秘の解消という観点では、よく噛んで食べることも、ガス溜まりの解消には大切です。噛む回数が多いと便秘になりにくくなり、そこからガス溜まりを減らすことができます。身体活動性が高い人は便秘になりにくいので、**座りっぱなし**は避け（Ｐ１５９）、**ウォーキング**などで体を動かすようにしてみましょう（Ｐ１８７）。

ところで、60歳以降は腸内細菌の構成が変わります（Ｐ13）。加齢で腸内環境が悪化し悪玉菌が増えると、においをともなうガスを発生させます。悪玉菌は酸素を好むため、腸内の酸素を減らす酪酸を増やして、悪玉菌が増えにくい腸内環境に。酪酸を産生する**酪酸菌が増える食材**（Ｐ１３６）を取り入れ、腸の老化を防ぎましょう。

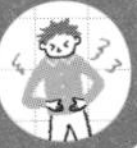

Q15 よくおならをがまんしてしまいます。そのとき、おならはどこへ行くのでしょうか？

A 大腸に溜まり、「憩室《けいしつ》」ができやすくなります。

おならは、腸内細菌がつくり出したガスが外へと排出されたものです。それをがまんするということは、腸にガスがとどまることになり、**大腸の壁に「憩室」というものができやすく**なります。憩室は、消化器の壁の弱い部分にある「へこみ」のことで、腸内から圧力（内圧）がかかることによってつくられます。大腸にできた憩室に炎症が起こる**大腸憩室炎**（Ｐ30・１０９）や**SUDD**（Ｐ30・１０９）という病気になることもありますので、**おならはなるべくがまんしない**ようにしましょう。

また、不意のおならを防ぐには、**腸マッサージ**（Ｐ１７０）や、**ガス抜きストレッチ**（Ｐ１７６）を定期的に行うといいですよ。

Q16
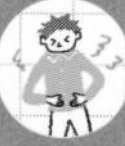

おならがくさいです。くさくないおならにすることはできますか？

A 肉を食べすぎない。硫化水素がくさいおならのもとになります。

本来おならは無臭ですが、たんぱく質をとりすぎるとくさくなります。そのため、筋肉を増やすためにプロテイン（たんぱく質）をたくさんとるボディビルダーや、肉食動物のトラやライオンのおならは実際にくさいのです。

この**においのもとは硫化水素**で、腐った卵のようなにおい。たんぱく質のとりすぎのほか、**SIBO**（P28・91）や**過敏性腸症候群**（P27・86）で腸内環境が悪化して悪玉菌が増えても、硫化水素が発生しておならをくさくします。

おならがにおわないようにするには、**緑茶に含まれるカテキン**が有効です。もちろん、たんぱく質のとりすぎに注意し、**バランスのよい食事**を心がけてください。

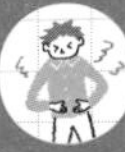

Q17 食後にちゃんと歯磨きをしているのに、パートナーに口がくさいといわれました。

A 悪玉菌や口腔内細菌が口臭の原因です。

腸内にすむ**悪玉菌の硫酸還元菌は**、**悪臭をともなう硫化水素を発生**させます。これが口から出ることが、口臭の原因のひとつとなります。便秘ぎみの人は硫化水素が多く出やすいため、腸内環境を整えるようにしましょう。

また、口腔内細菌のひとつで、歯周病の原因にもなっている**フソバクテリウム・ヌクレアタム**（P15）も、口臭の大きな原因です。しかも、これを飲み込んだりすると、大腸がんや食道がん、すい臓がんの発症にも影響すると考えられています。この菌を減らすには歯磨きをすること。とくに、就寝中は唾液が出ないため、起床直後は口の中が細菌だらけです。**朝食前の歯磨き**などの口腔ケアが効果的です（P158）。

Q18 おなかが痛くなることが多いのですが、何が原因でしょうか？

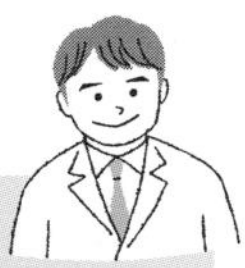

A 胃腸の病気であることが多いですが、胃腸以外の病気の場合もあります。また、ストレスが原因で腹痛が起こることもあります。

体の痛みのなかでも、おなかの痛みはよく起こりやすいもののひとつです。急に痛み出すと、何が原因かもわからずに不安になりますし、ずっと痛い場合でも、「病院に行くべきかどうか」と悩むことも多いでしょう。ですので、腹痛があった場合には、ぜひここで説明していることを参考に、対処をしてみてください。

腹痛を起こす原因として多いのは、急性の**胃腸炎**（P102）です。そのなかでも、ウイルスや細菌に感染して起こる**感染性胃腸炎**（P102）がもっとも多いです。**腹痛以外にも嘔吐や下痢の症状がありますが、遅くても**

1週間ほどで治ります。

長期間にわたって痛む場合は、**過敏性腸症候群**（P27・86）や**クローン病**（P97）、**潰瘍性大腸炎**（P103）などの慢性の病気の可能性もあります。**過敏性腸症候群の場合、腸の強い収縮が起こる左下腹部で痛みが起こる**のが特徴です。

虫垂炎（P111）、いわゆる「盲腸」も、腹痛をともなう腸の病気として念頭におくべきです。大腸の始まりの部分（盲腸）の先にある、管状の「虫垂」という部位が、炎症を起こすことで症状が現れます。**痛みは、胃やみぞおちから始まり、しだいに右下腹部に移動するのが特徴**です。初診では、嘔吐があるため、胃腸炎と誤診されることもありますので、痛みの移動がある場合は医師に伝えるようにしましょう。

大腸にできた「憩室」というくぼみが炎症を起こす**大腸憩室炎**（P30・109）では、**炎症が起こっている部位だけに痛みが起こる**ことが多いです。悪化すると熱が出て、放っておくと大腸に穴が開いてしまい、腹膜炎を起こすこともあります。

腹痛がありながらも、じつは胃腸の病気ではない場合もあります。**みぞおちや胃のあたりはいくつかの臓器が重なっているため、胃腸の痛みと勘違いしてしまうことが**

みぞおちの痛み＝100%「胃の痛み」ではない

みぞおちには、いくつかの臓器が重なって位置しているため、みぞおちの痛みは胃に限らず、胆石やすい炎、肝がんなど、他の臓器由来の可能性もある。

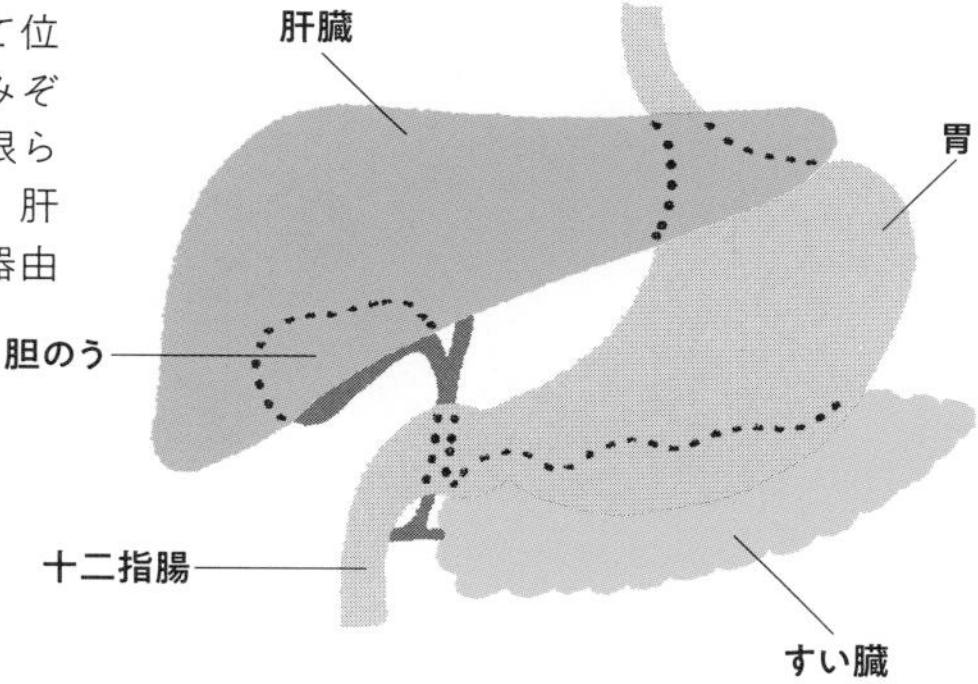

あるのです。胃が痛いと思ったら、胃の裏にあるすい臓が炎症（すい炎）を起こしていることもあります。また、みぞおちが痛いと思ったら、肋骨の下にある胆のうに石が溜まり、胆のう炎を起こしていた……ということも、けっこうあるのです。

さらに、**ストレスによっても腹痛は起こります**。ストレスは脳が感知するものなのですが、「脳腸相関」（P20）によって、腸にも症状が出ます。

Q7でも述べたように、脳でストレスを感知すると、脳の視床下部からCRH（副腎皮質刺激ホルモン放出ホルモン）というホルモンが分泌されます。これが、腸の粘膜に炎症を起こし、腹痛を引き起こすのです。

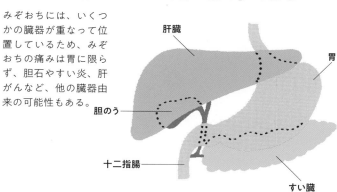

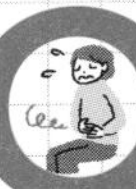

Q19 すぐに満腹になり、胃もたれが起こって、あまり食べられないので困っています。

A 機能性ディスペプシアの可能性があります。

食事をしてすぐに満腹になってあまり食べられなくなったり、胃もたれなどの症状が起こったりする場合には、**機能性ディスペプシア**（P26・82）が考えられます。ストレスや自律神経の乱れなどが原因で**胃のふくらみが悪くなったり、胃の胃酸に対する知覚過敏が強くなったりする病気で、若い女性に多い**とされています。

機能性ディスペプシアは、現在は病院で治療が可能です。薬局で買える「**六君子湯**《りっくんしとう》」という漢方薬も有効です。食生活では、**胃酸を抑える働きのあるキャベツ**など、**胃によい食べ物をとる**ようにしましょう（P152）。また、機能性ディスペプシアはストレスが原因となるため、**日々の生活でのストレスケア**（P164）も重要です。

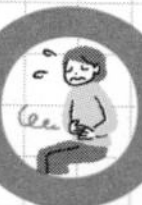

Q20 日によって食欲があったり、なかったりします。食欲はどこからくるのでしょうか？

A 胃から分泌される「グレリン」というホルモンが食欲にかかわっています。

食欲は胃腸の健康のバロメーターです。はっきりとそういえるのは、じつは**胃の中に分泌される「グレリン」というホルモンが食欲にかかわっている**からなのです。

グレリンは、胃の粘膜にある細胞でつくられているホルモンで、食欲を増やす効果があります。胃の調子がいいと、胃からグレリンが出て食欲が増進しますが、胃腸の調子が悪いとグレリンが分泌されず、食欲がなくなってしまいます。

前述の「**六君子湯**（P66）は、グレリンを放出させ、胃をふくらませて食欲を増やす効果があります。さらに、**胃によい食材**（P152）を日ごろからとり、グレリンが出やすい胃腸の状態をキープしましょう。

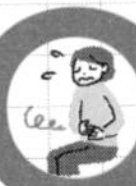

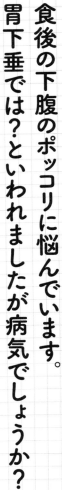

Q21 食後の下腹のポッコリに悩んでいます。胃下垂では？といわれましたが病気でしょうか？

A 胃下垂はむしろ健康によいもの。ポッコリの原因はほかにあるかも。

胃が骨盤まで下がってきている状態を胃下垂といいますが、これは病気ではありません。むしろ、おなかの症状を抑制するほうに作用していることがわかっています。つまり、胃下垂は健康によいのです。

たとえば、胃下垂の人は胃下垂ではない人と比べて肥満が少なく、血圧、血糖値、中性脂肪の値も良好。さらに善玉コレステロールのＨＤＬも高い傾向にあります。

とはいえ、下腹がポッコリしてむかつきや胃もたれを感じるという人は、胃の機能不全による**機能性ディスペプシア**（Ｐ26・82）の可能性が考えられます。

また、自分は胃下垂だと思っていても、それは一時的な胃の形態の変化という場合

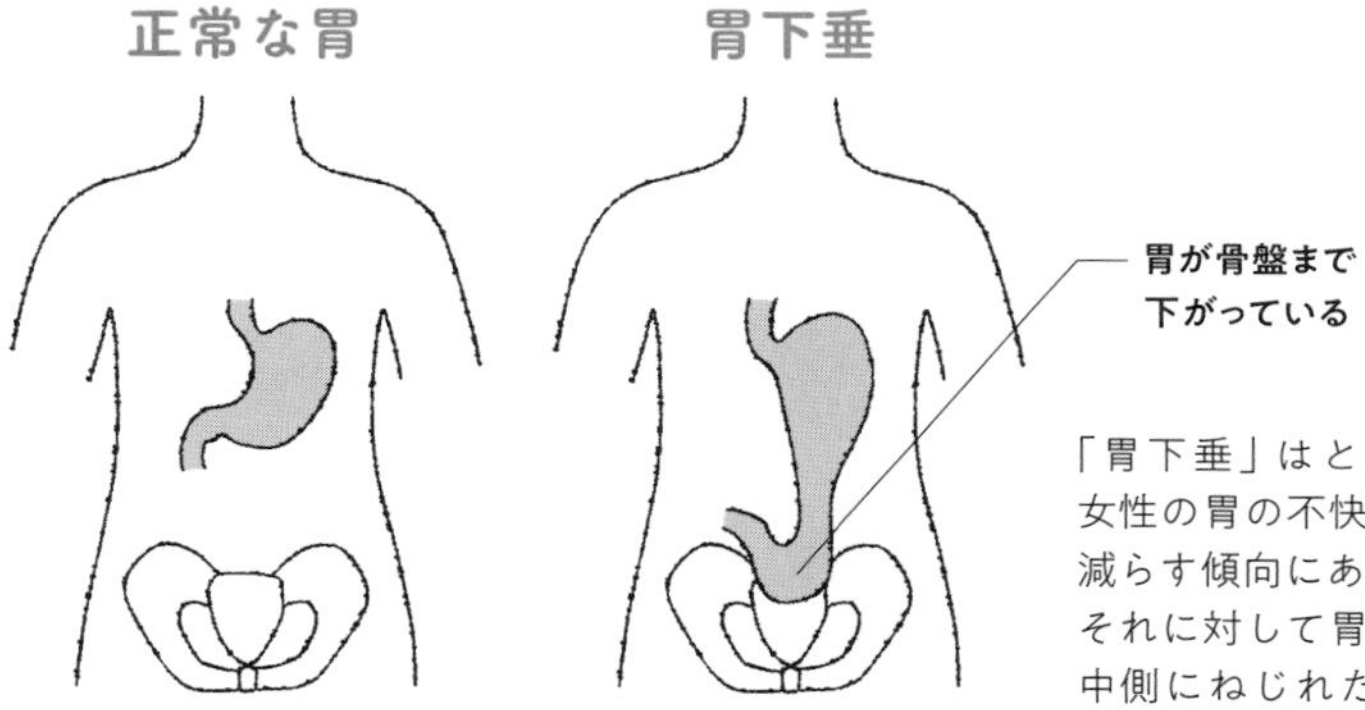

「胃下垂」はとくに女性の胃の不快感を減らす傾向にある。それに対して胃が背中側にねじれた「瀑状胃」は胃の不快感を生じやすい。

もあります。胃のバリウム検査を受けた約4万人のデータを解析したところ、2回受診して、2回とも胃下垂ありと指摘されたのは14・4%、3回受診して3回とも胃下垂ありだったのは1・4%、4回受診者では0%という結果に。* これを見ると、胃下垂といわれたことのあるほとんどの人は**一時的な形状変化**だったと考えられます。

この調査では、胃下垂があった群となかった群で消化器症状についての検証もされていますが、2つの群に大きな差はありませんでした。

このように、下腹ポッコリやおなかの張りと胃下垂は無関係といえますが、胃腸の症状がある場合は、機能性ディスペプシアや瀑状胃《ばくじょうい》の病気のケースもあります。一度病院で診てもらいましょう。

*（出典）JAMHTS,Vol.10,No.2,1983

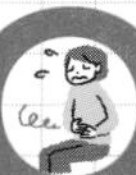

Q22 食後にのどが詰まったような感じがするのはなぜでしょうか？

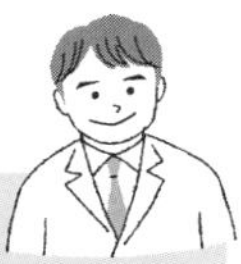

A　逆流性食道炎が大きな原因です。逆流した胃酸によって食道が炎症を起こし、むくんで広がりにくくなっています。

これは、日本人の5～10人に1人はかかるといわれる**逆流性食道炎**（P99）に多く見られる症状です。せっかく楽しく食事をしても、食後にのどに不快感が起こってしまうと、楽しみも半減してしまうなど、生活の質（QOL）が下がる症状のひとつです。

では、のどの詰まりを起こすしくみをご説明しましょう。胃は消化をするために胃酸を分泌します。胃壁の上部にある細胞から胃酸が出て、これが食道に逆流すると、炎症を起こします。すると、**食道の壁がむくんでしまい、広がりにくくなってしまう「拡張障害」**が起こります。

食べ物や飲み物が入ってきても、詰まったような感じがしてしまうのは、この状態のせいなのです。

また、「**食道裂孔ヘルニア**（P101）」**という病気でも、胃酸が逆流しやすく**なります。「ヘルニア」とは、本来ある場所から外れたところにいってしまう症状のことです。この病気では、胃の一部が体の上、つまり食道のほうに出っ張ってしまっています。胴体のほぼ真ん中には、横隔膜という膜状の筋肉があります。これが胸とおなかを分けていて、胃は横隔膜より下にあります。しかし、肥満や妊娠などが原因で、**おなかに圧力がかかると、胃の一部または胃と食道の境目が上へと飛び出てしまいます。**すると、胃と食道の間が閉じられなくなり、胃酸が逆流しやすくなるのです。

この病気で胸焼けが起こり、逆流性食道炎になるのはもちろん、のどの詰まりが起こりやすくなる人は少なくありません。

朝にのどのつまりを感じる場合は、夜遅い時間の食事や、脂っこい朝食が原因の可能性があります。これらが原因で逆流性食道炎を起こすこともありますので、**就寝4時間前には食事を済ませ、朝食は脂っこいものを避ける**ようにしましょう。

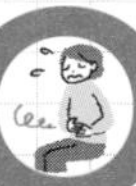

Q23 同じような食生活なのに太る人と太らない人がいるのはなぜでしょうか？

A 腸内で発生するガスの種類によって「やせ型」「肥満型」があります。

腸内細菌が生み出すガスの種類によって、「やせやすさ」や「太りやすさ」の違いが生まれることがあります。

小腸で吸収されにくい糖質であるＦＯＤＭＡＰが、分解・代謝されて発生する**メタンガスが多いと便秘ぎみになりやすく**、**肥満や糖尿病を引き起こしやすく**なります。これは、メタンガスが腸の動きを抑制するため、便が腸内に停滞しやすく、その分だけ栄養吸収が進んでしまうためです。一方で、**水素ガスが多い人は下痢をしやすく、やせ型の人が多い**とされています。なお、メタンガスの発生を抑えるには、**ＦＯＤＭＡＰを多く含む食品を避ける**（Ｐ１３８）ことが効果的です。

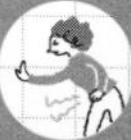

Q24 鼻からくる風邪と、おなかからくる風邪は何が違うのでしょうか？

A 感染するウイルスによって、おなかに症状が出ることがあります。

咳や鼻水などの症状がある風邪と、おなかにくる風邪では、ウイルスの種類が違うのです。前者はコロナウイルスやマイコプラズマなどが原因で、上気道感染が起こり、おもにのどや鼻の症状が出ます。後者の**おなかの風邪は、ノロウイルスやロタウイルスといったウイルスに感染することで起こるのが特徴**で、下痢や腹痛などの症状を起こします。いわゆる**感染性胃腸炎**（Ｐ１０２）です。

新型コロナウイルス感染でも、おなかを下したりすることがありますが、これはコロナウイルスは腸の中にも排出されるために起こるものです。この場合には、**消化によいものを食べ、腸がよろこぶ4大食品**（Ｐ１３０）をとり、胃腸を守りましょう。

Column

免疫の暴走を抑えるには腸が大事

つらい花粉症や関節リウマチなどの「アレルギー性疾患」。アレルギー性疾患を持っている人は年々増え、じつに国民の約半数が持っている病気になりました。

これは免疫の力が働きすぎて「暴走」している状態（P124）です。

そこで、「免疫と腸」の関係が注目されています。

免疫の中枢は「胸腺《きょうせん》」という心臓の前に位置する臓器にあると考えられてきました。ただ、胸腺にも増して、腸が免疫の中枢であることがわかってきたのです。

アレルギーを抑えるカギは腸。全身のリンパ球の2／3は腸にあるからです。

アレルギーを抑える「制御性T細胞《せいぎょせいティーさいぼう》（＝Treg《ティーレグ》細胞）」という細胞があり、これは暴走している「怒っている免疫細胞」をおとなしくさせる効果があります。

制御性T細胞は、胸腺と腸でつくられています。

しかし、胸腺の問題点は、年齢とともに小さくしぼんで（萎縮）しまうこと。とくに胸腺は女性よりも男性で萎縮が早く、これが免疫力の低下につながります。

免疫力の低下に備えるには、腸でしっかり制御性T細胞をつくらせることが大切です。それには、しっかり食物繊維をとることが重要。ヒトが水溶性食物繊維を食べると、それは小腸をスルーして、大腸まで届きます。大腸にたくさんいる腸内細菌は、食物繊維を発酵・分解して、「短鎖脂肪酸」という健康効果のある成分をつくり出します。短鎖脂肪酸の代表が「酪酸」です。酪酸は、腸の粘膜の中で制御性T細胞を生まれさせるのです。

新型コロナウイルスに感染し、重症化して入院する人の腸内細菌を調べると、酪酸をつくり出す腸内細菌である「酪酸菌（P16）」が不足していることがわかっています。コロナ感染症の重症化は、「サイトカインストーム」という免疫の暴走で起こりますが、制御性T細胞がしっかり働けば、コロナの重症化が防げるのです。また、コロナに感染したあとに嗅覚障害や体のだるさなどの「コロナ後遺症」に悩む人の腸内細菌を調べると、やはり酪酸菌が不足しています。

このように、腸内細菌などの腸内環境は、免疫力と深い関係があるのです。免疫力の暴走を抑え、アレルギーに対抗するためにも、理論に即した腸活（4章・P130～）をしましょう。

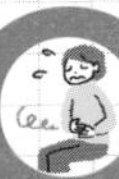

Q25 便秘になると肌が荒れるのはなぜでしょうか？

A 腸内細菌の悪玉菌が肌トラブルを引き起こします。

腸内細菌の善玉菌は、美肌になるためのさまざまな働きをしています。善玉菌の代表といえる**乳酸菌は、皮膚の角層に作用し、肌が適度な潤いを保てるようサポート**します。しかし、便秘で腸内環境が悪化して悪玉菌が増えると、有害物質がたくさん生み出され、肌のくすみやシワの原因になるとされています。たとえば、**悪玉菌が生み出すフェノール類という有害物質が皮膚に達すると、くすみや乾燥、肌荒れなどのトラブルを引き起こす**とされています。

つまり美肌になるには、腸内の善玉菌を増やすのがいちばん。**善玉菌が好む食品**（P130）をとると、肌も腸内環境もキレイになります。

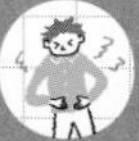

Q26 便に血が混じっていました。痔でしょうか？

A 見た目では病気の判別はできませんので、内視鏡検査が必要です。

痔による出血と大腸からの出血は、残念ながら見た目では判別できません。内視鏡検査で大腸内を確認して、はじめてどちらからの出血かがわかります。

赤い血が便の内部にまで混ざっているようであれば、大腸からの出血である可能性が高く、表面だけが赤いと、痔からの出血のこともある……といったおおまかな見方もできますが、確実な判別方法ではありません。

便に血が混ざったり、便潜血検査で陽性判定が出たりした場合には、**大腸がん**（P107）や**潰瘍性大腸炎**（P103）などの病気が潜んでいる可能性がありますので、自己判断せず、まずは大腸の内視鏡検査を受けることが必要です。

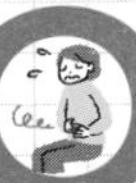

Q27 それぞれの人の腸内細菌は、どうやって決まるのでしょうか？

A 親や産婦人科医など、最初に触れた人から感染すると考えられています。

腸内細菌が腸壁の粘膜にびっしりと分布している様子を、「腸内フローラ（P12）」といいます。この腸内フローラは、人それぞれで異なっています。細菌の種類やそれぞれの数、構成のバランスなどは、指紋のように千差万別で、**だれ一人としてまったく同じ腸内フローラをもっていません。**

胎内の赤ちゃんの腸内はほぼ無菌状態ですが、母親から生まれるときに産道で、また、親や産婦人科医など、最初に触れた人から腸内細菌に感染します。つまり、**ファーストタッチをした人や産院に存在する腸内細菌の傾向が、そのまま受け継がれると**考えられているのです。その後、**生活習慣や食習慣、加齢**などで変化します。

Q28 「便移植」という治療法があると聞いたのですが、どんな治療法なのでしょうか？

A 健康な人の腸内細菌を、病気の人の腸に投与する治療法です。

便移植は、健康な人の便に含まれる多様性のある腸内細菌と、その菌の代謝物を病気の患者さんに投与する治療法です。

「腸内環境の移植」ともいえるこの治療は、**クローン病**（P97）や**潰瘍性大腸炎**（P103）といった難病などの**治りにくい腸の病気に対し、研究が行われています。**とくにアメリカでは、抗生物質の服用により、腸内細菌のバランスが崩れることで発症する「偽膜性腸炎」の治療で成果が上がっています。

ただし、治療法に未確定の部分が多く、**日本では臨床治験が行われている段階で、いまだ保険適用外の治療**です。

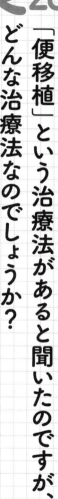

Column

おなかの応急処置

痛いときは温める

急におなかが痛くなり、どうしていいかわからない……。そんなときには、まずベッドやふとんの上に横たわってください。仰向けになったら、膝を曲げます。こうすることで腹筋がゆるみ、自然と緊張が解けて血流がよくなります。

そして、おなかにブランケットをかけたり、湯たんぽや使い捨てカイロをあてたりしておなかを温めれば、さらに血流がアップします。これにより血液中の痛み物質が滞らずに流れ、20～30分くらいで痛みが軽くなります。

この方法で血流がよくなると、胃に流れてくる血液が増え、胃を保護してくれる粘液が多く分泌されるようになるため、胃の痛みも解消できます。

また、冷房などで体が冷えると、腸の働きが悪くなります。過敏性腸症候群の人は、冷房を使い始める季節から症状が悪化します。この場合も、おなかまわりを温めることで血流がアップし、腸を活性化できます。

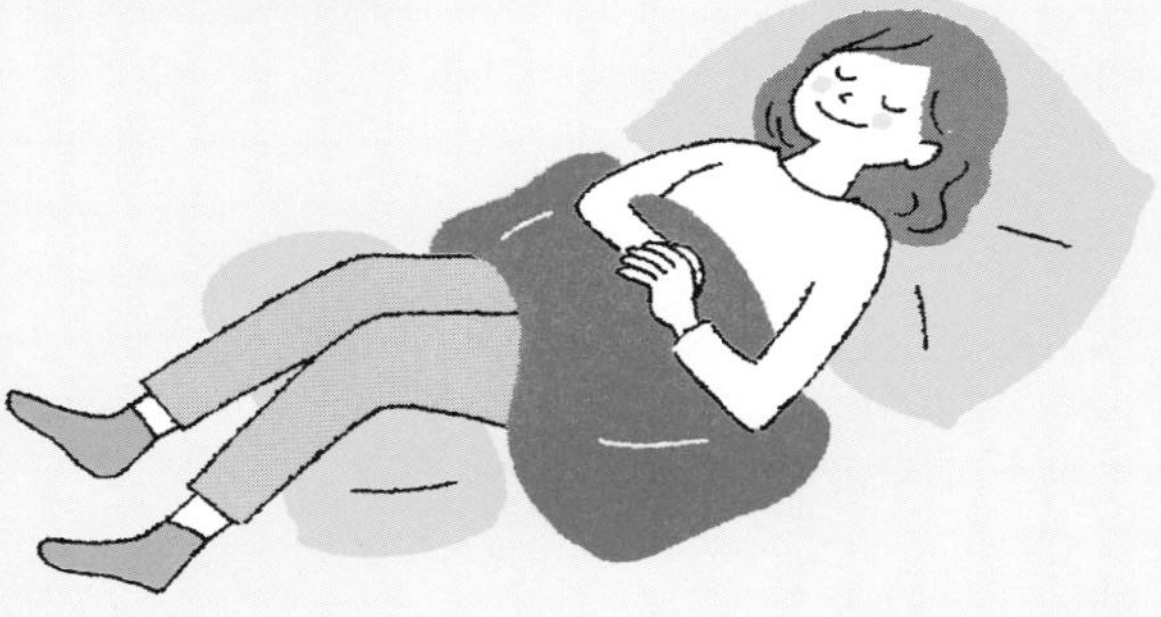

第2章

おなかの病気を知りましょう

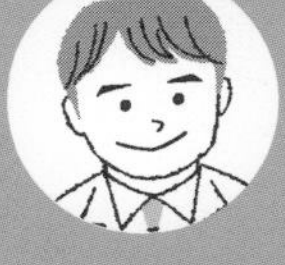
まだまだ広く
知られていない
病気もあります

機能性ディスペプシア

（P26も参照）

異常はないのに胃もたれや胃痛が発生

胃もたれや胃痛が続いていて、病院を受診したけれども、内視鏡検査や超音波検査では異常が見られない――「機能性ディスペプシア」は、そんな状態を総称した病名です。比較的新しい病気で、2013年に保険診療名として認められました。

ちなみに、「ディスペプシア」とは消化不良のことで、日本人の5人に1人が、機能性ディスペプシアを発症しているといわれています。

食べても胃がふくらまないのが原因のひとつ

機能性ディスペプシアの要因は2つあり、1つは胃のふくらみの悪さです。

健康な胃の場合、食事をすると天井部分が大きくふくらみます。そこに食べたものをとどめておき、徐々に消化するのです。しかし、ストレスなどが原因で胃の天井がふくらまなくなると、胃の下部に食べたものが溜まるようになります。すると、すぐにおなかがいっぱいになり（早期満腹感）、食事があまり進まなくなるのです。

さらに、胃は食べたものをとどめておけずに、消化不十分のままで十二指腸へと送り出します。しかし、十二指腸でも処理しきれないため、胃からの排出を抑えたり、食べたものを胃へと逆流させたりする「十二指腸ブレーキ」が起こります。結果として、食べたものが胃に長くとどまることになり、胃もたれが発生するのです。

このようにして発生した機能性ディスペプシアは、胃のふくらみの悪さを改善する薬である「アコチアミド」で治療します。服用開始から2〜3週間で、胃の不快感が解消されます。その後、症状がない状態が数か月続くと、服薬しなくても良好な状態を維持することができます。

また、胃の運動機能を高める漢方薬「六君子湯《りっくんしとう》」も、このタイプの機能性ディスペプシアには効果的です。六君子湯に含まれるヘスペリジンという成分が、胃のゆるみ

（適応性弛緩）を促すことで、胃の運動機能を高められるのです。

脂っこいものなど消化に時間のかかる食べ物を避けることで、予防します。

胃の「知覚過敏」でも発症する

機能性ディスペプシアのもうひとつの要因は、胃で消化のために分泌される**胃酸や、胃の動きに対して敏感になる**「**内臓知覚過敏**」です。これにより、たとえ胃酸の分泌が適量であっても、胃の痛みやもたれを感じてしまうのです。

このタイプの機能性ディスペプシアの治療では、**胃酸の分泌を抑える薬**を使用します。胃酸をつくり出す信号をブロックする「プロトンポンプ阻害薬」や、胃粘膜の胃壁細胞から出るヒスタミンH_2受容体に働いて、胃酸の分泌を抑える「H_2受容体拮抗薬」などが、おもな処方薬です。

予防法としては、**唐辛子を毎食少しずつ食べる**のもおすすめです。唐辛子に含まれるカプサイシンという成分が、痛みを感じるレセプター（受容体）である「TRPV《トリップヴィ》1《ワン》」の反応を鈍らせ（脱感作《だっかんさ》）、知覚過敏の症状を抑えることができます。サラダやみそ汁などに少量をふりかけて、日々の食事に取り入れるとよいでしょう。

最大の原因は「ストレス」

このように、機能性ディスペプシアは、胃の機能不全によって起こります。その原因は、胃の働きを制御している自律神経の乱れとされ、さらにはストレスもかかわっているとされています。

人間はストレス状態になると、脳の視床下部からＣＲＨ（副腎皮質刺激ホルモン放出ホルモン）というホルモンが分泌されます。「ストレスホルモン」とも呼ばれるこのホルモンは、自律神経の乱れを引き起こします。やがて自律神経に制御されている胃の働きも悪くなり、機能性ディスペプシアを引き起こすのです。

ストレス以外では、食生活の乱れや睡眠不足も自律神経を乱す要因となり、機能性ディスペプシアを引き起こしたり、悪化させたりするとも考えられています。また、ストレスもなく、胃のふくらみや感受性にも問題がない場合には、原因となるものを食べて数時間後に起こる「遅延型フードアレルギー」の可能性もあります。

過敏性腸症候群

（P27も参照）

「敏感すぎる腸」によるおなかトラブル

過敏性腸症候群は、その名のとおり腸が敏感すぎる状態になることで起こる病気です。腹痛や下痢、便秘といった便通の異常や、腹部の不快感や膨満感などが数か月続くものの、検査では異常が見つからないことが、過敏性腸症候群の特徴です。通勤・通学で電車に乗っているときに突然おなかが痛くなったり、緊張するとおなかが張るようになったりするため、「電車に乗りたくない」「緊張する場面が怖い」と思うようにもなり、生活の質（QOL）を下げる病気でもあります。

過敏性腸症候群に悩む人は先進国に多く、日本では10％ほどの人に見られます。年代としては、感受性が強く、ストレスを受けやすい10〜30代の人を中心に増えていま

過敏性腸症候群（IBS）チェックリスト

下記の項目でcheckAに加え、（1）～（3）で2つ以上あてはまる場合は要注意！

（IBSの診断基準Rome Ⅳをもとに作成）

□ Ⓐ **腹痛が、最近3か月のなかの1週間につき、少なくとも1日以上を占め、下記の2項目以上の特徴を示す。**

（1）は、排便に関連
（2）は、排便頻度の変化に関連
（3）は、便形状（外見）の変化に関連

＊便の外見についてはP11参照。P11の1と2が便秘、6と7が下痢の便。

□ （1）**排便すると、腹痛が治まる**

□ （2）**腹痛とともに排便の回数が増えたり減ったりする**

□ （3）**腹痛とともに便が硬くなったり軟らかくなったりする**

＊ 6か月以上前から症状があり、最近3か月間は上記の基準を満たしている。

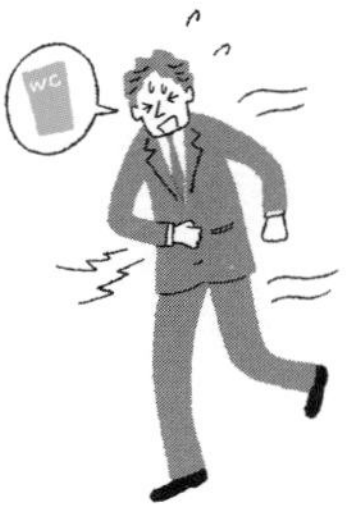

す。また、男女比を見ると女性がやや多く、男性は下痢をしやすいのに対し、女性は便秘が多いのが特徴です。

過敏性腸症候群は、症状によっておもに**「下痢型」「便秘型」「混合型」の3つのタイプに分けられます。**「下痢型」は、ふとしたことで腹痛とともに下痢をするタイプです。「便秘型」は、便秘だけでなく、残便感、腹痛などの腹部症状がともなうタイプ。そして「混合型」は、下痢と便秘を交互にくり返すタイプ。なお、「下痢型」には神経伝達物質に働く薬などが、便秘型には消化管内の水分や胆汁の分泌を調節する薬などが処方されます。「混合型」は、どちらの薬も処方されることが多いです。

ストレスが腸の働きに影響

過敏性腸症候群の原因は、複数の要因がからんでいます。そのひとつとして**「脳腸相関**（P20）」が大きくかかわっています。

腸は消化をしたり便を運んだりするために、収縮運動をしています。何らかの原因で腸が敏感になり、そこにストレスが加わることで、腸の運動に異常が生じてしまうのです。また、こうした腸の異常を感じとる、脳および腸の感覚が過敏になり、ちょっとした刺激にも過剰に反応して、過敏性腸症候群の症状が現れるのではないかと考えられています。

さらに、下痢型の40％は脂肪を消化する消化液である**胆汁が大腸に流れ込みすぎることによる「胆汁性下痢」が関与**していることや、過敏性腸症候群の6～8割には**SIBO**（P28・91）が合併し、小腸の腸内細菌が増殖していることがわかっています。

最新の研究では、**炭水化物に含まれる特定の糖質であるFODMAP**（P138）**が、過敏性腸症候群を悪化させる**ことが報告されています。

本来、糖質は消化酵素で分解され、小腸で吸収されます。しかしFODMAPは、小腸で吸収されにくく、そのままの状態で小腸から大腸へと送られます。すると、腸で腸内細菌がFODMAPをエサとして急速な発酵を起こし、過剰な水素ガスやメタンガスが発生します。これがおなかの不調の原因になるのです。

低FODMAP食を心がけることで、症状がかなり改善したと、たくさんの喜びの声をいただきます。

過敏性腸症候群の治療薬の一例

下痢型

ラモセトロン塩酸塩
（商品名：イリボー）

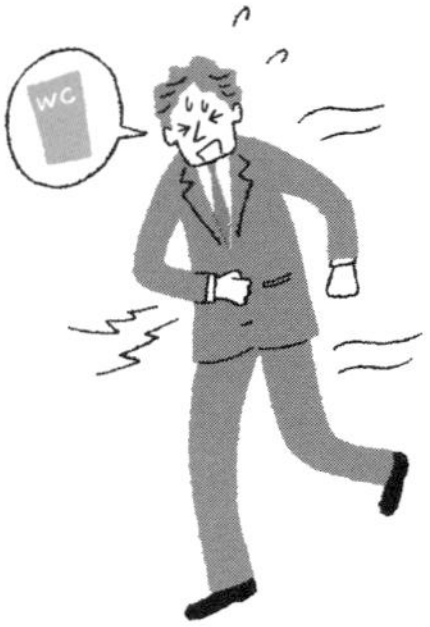

神経伝達物質であるセロトニンの過剰な分泌を抑えることで、下痢や腹痛などを改善する。服用は1日1回で、上限は男性の場合は10μg、女性は5μg。

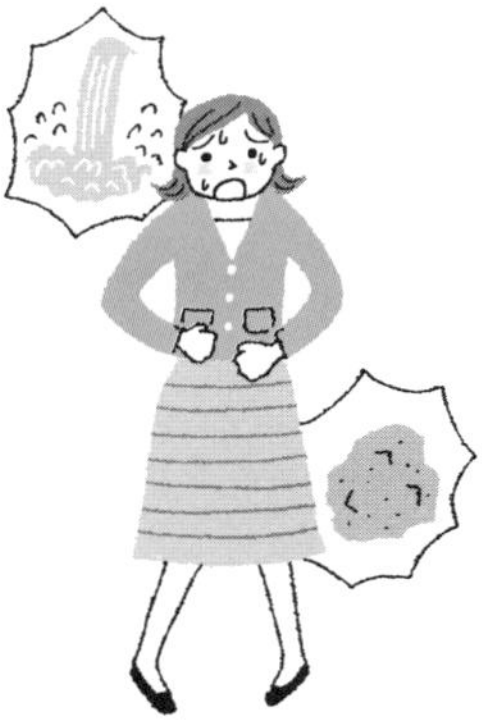

下痢・便秘混合型

ポリカルボフィルカルシウム
（商品名：コロネル）

消化管内で水を吸い込んでゼリー状になり、便を軟らかくして、腸の中を動きやすくすることで、下痢も便秘も改善する。1回1～2錠（1錠500mg）を毎食後服用する。

便秘型

リナクロチド
（商品名：リンゼス）

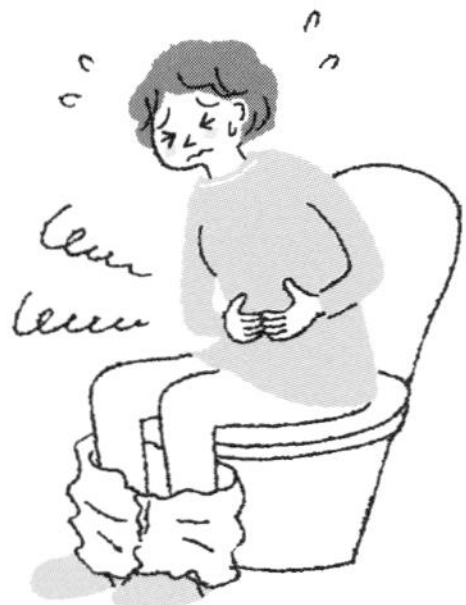

腸管内の水分分泌を増やし、排便を促す。大腸の痛覚過敏も改善することができるため、腹痛やおなかの不快感をやわらげる効果がある。1日1回、2錠（1錠0.25mg）を服用する。

SIBO《シーボ》

（Small Intestinal Bacterial Overgrowth）

（P28も参照）

小腸内で細菌が繁殖する

ＳＩＢＯ（小腸内細菌増殖症）は、小腸で細菌が過剰に増殖する病気で、おならやおなかの張り、下痢・便秘、ガスの圧迫による胃酸の逆流など、多くの症状を引き起こします。また、**過敏性腸症候群**（Ｐ27・86）の人の6〜8割が、ＳＩＢＯを併発している可能性があることでも、注目されている病気です。

胃と大腸の間に存在する小腸の中では、腸内細菌は大腸に近いほど増えていくものの、大腸に比べるとごくわずかです。しかし、何らかの原因で腸内細菌が大腸から小腸に逆流したり、口の中に存在する細菌が小腸に定着して、増殖してしまっているのがＳＩＢＯです。増殖した細菌は、小腸で吸収しきれずに小腸内に残った糖をエサに

ガスによる「下痢型」「便秘型」

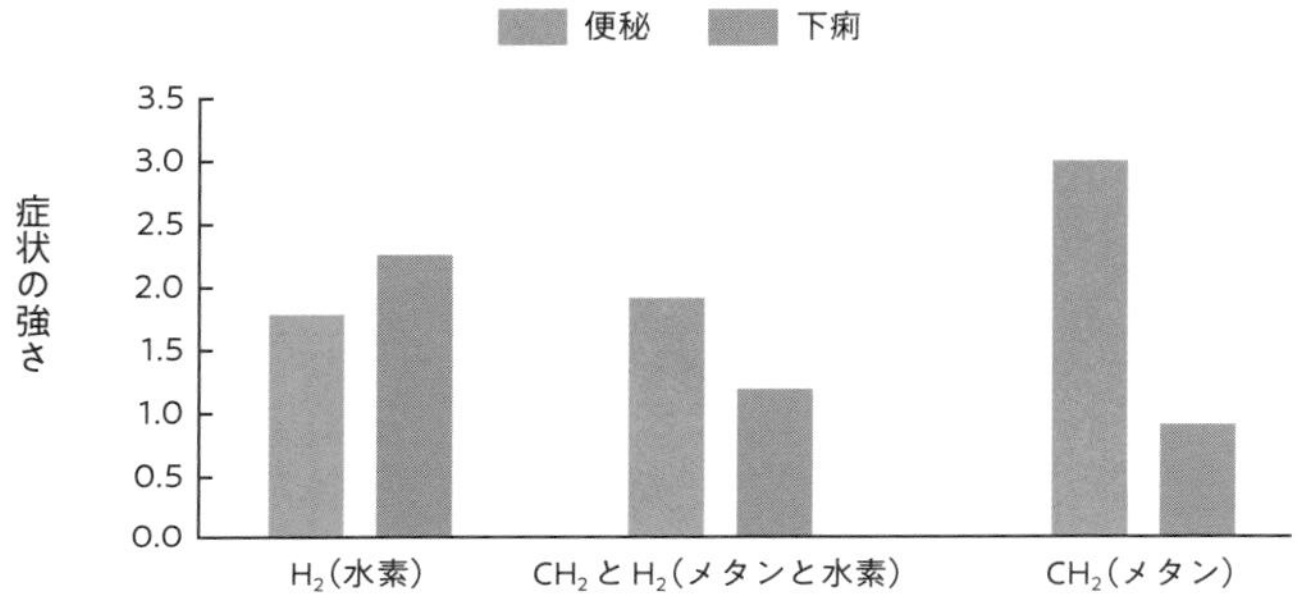

水素が多いと「下痢型」、メタンガスが多い、もしくはどちらも見られる場合は「便秘型」に。

(出典)Pimentel M.,et al."Methanogens in human health and disease."The American Journal of Gastroenterology Supplements 1(1):28-33,2012 をもとに作成

して増殖し、ガスを発生させ、さまざまな不調を引き起こします。SIBOの各種の症状は、この小腸内の細菌から出た多くのガスや過剰な短鎖脂肪酸によって起こります。

この発生するガスの種類によって、SIBOの症状のタイプは2つに分けられます＊。**水素ガスが多いと、下痢の多い「下痢型」**になり、栄養の吸収がうまくいかずにやせやすくなります。一方で、**メタンガスが多いか、どちらのガスも確認できる場合には、便秘を起こしやすい「便秘型」**になります。こちらはメタンガスが腸の動きを抑えてしまうためで、血糖やコレステロールも増え、メタボリック症候群になりやすいとされています。

腸内細菌が小腸本来の働きを妨げることで、意

＊硫化水素が発生するSIBOもあり、下痢になりやすく、腹痛が強い。

SIBOの原因

小腸のMMCの衰え

糖尿病やパーキンソン病などで小腸のお掃除運動（MMC・P157）が鈍くなると、消化物が残り、それをエサに細菌が増殖する。

心身の大きなストレス

ストレスによって自律神経のバランスがくずれ、MMCを抑制したり、腸内環境を悪化させる。生活習慣の乱れもストレスとなる。

炭水化物のとりすぎ

炭水化物に含まれる糖には、小腸で吸収されにくいもの（FODMAP・P138）があり、細菌のエサとなって増殖を招いてしまう。

免疫力の低下

ストレスや偏った食事で免疫力が低下すると、腸内細菌数を制御するたんぱく質を含む腸粘液も分泌が低下。細菌増殖を招くことに。

胃薬の影響

胃酸には雑菌を殺す働きもあるが、胃薬で胃酸が減少すると、小腸の細菌が過剰になり、SIBOを起こす。小腸のガスが胃に戻され逆流性食道炎を起こすことも。

抗生物質ののみすぎ

細菌を死滅させる抗生物質をのみすぎると、善玉菌まで殺してしまう。風邪で処方されることもあるが、本来はウイルスには効果がなく、注意が必要。

感染症の影響

食中毒や急性胃腸炎をきっかけに、ぜん動運動をつかさどる細胞が障害され、ぜん動運動が低下することがあり、これがSIBOにつながる。

バウヒン弁の不具合

小腸と大腸のつなぎ目で逆流を防ぐバウヒン弁が、手術や潰瘍性大腸炎などの病気で閉まりにくくなり、細菌が逆流しSIBOのリスクに。

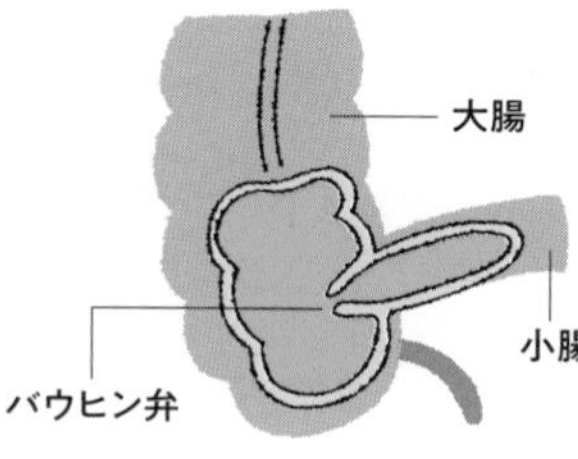

そのほか

体内に重金属が蓄積すること、胆のう除去、慢性すい炎などもSIBOの原因となりうる。

2章 おなかの病気を知りましょう

外なトラブルも引き起こされます。食べたものから得たビタミンなどの栄養が、腸内細菌のエサとなって奪われてしまい、**ビタミン欠乏症状**（P118）が起こり、それにともなって**肌トラブル**（P125）や**むずむず脚症候群**（P123）、**月経痛・PMS**などの**婦人科系疾患**（P120）に悩まされることもあります。

さらに、脳腸相関（P20）で**うつ症状**（P119）が起こり、腸内細菌が生み出すガスや毒素によって**リーキーガット症候群**（P29・96）を引き起こし、**アレルギー**（P124）や記憶力の低下（ブレイン・フォグ）が生じることもあります。

「低FODMAP食」で腸内環境を改善

SIBOは、さまざまな要因が絡み合うことで、小腸で腸内細菌が増殖し、発病すると考えられています。小腸は本来、MMC（伝播性消化管収縮運動・P157）で、残った消化物などを大腸へと送りますが、この動きがすばやいおかげで小腸の中にある細菌の付着も防いでいます。しかし、ストレスなどでこの運動が弱まると、腸内細菌がすみつきやすくなってしまうのです。また、薬物の影響や免疫力の低下もSIB

Oの原因とされています。

そしてSIBOは、「腸活」が悪化の要因となることがあります。**発酵食品や食物繊維、オリゴ糖といった「腸によい」とされるものは、腸内細菌のエサとなる食品です。これらがSIBOの人の腸内に入ると、もともと過剰な腸内細菌が、これをファーストフードのように食べて大量のガスを発生**させてしまいます。これは、乳酸菌などの善玉菌が入ったヨーグルトについても同様です。食べてしまうと善玉菌が腸に届くことから、さらに腸内細菌が増え、やはり大量のガスを発生させることになります。**善玉菌でも増えすぎてしまうと、SIBOの人の腸には負担となってしまう**のです。

これらの「腸活」にいいとされる食品の多くは、腸内細菌のエサとなる糖質であるFODMAPを多く含んでいます。FODMAPを多くとりすぎると、腸内で吸収しきれずに小腸に残ってしまい、小腸に過剰に増殖した腸内細菌の栄養源となってガスの大量発生につながります。これがおなかに不快感をもたらす要因となるのです。

SIBOを悪化させずに改善するには、**FODMAPを避けた「低FODMAP食事法」（P138）で、腸をいたわることが大切です。**

リーキーガット症候群

（P29も参照）

腸から有害物質がもれ出す

小腸は本来、吸収した栄養素だけを血管へと移動させ、血流で全身へと送り出します。一方で、**毒素や細菌などの有害物質は、血管には通さない機能**をもっています。

しかし、**過敏性腸症候群**（P27・86）や**SIBO**（P28・91）で腸内環境が悪化すると、腸粘膜が劣化して**細胞間にすき間ができてしまい、有害物質が血管まで通ってしまいます**。これがリーキーガット症候群で、「腸もれ」とも呼ばれています。

細菌がつくり出した毒素や、ウイルス・細菌、アレルゲンなど、腸から侵入した有害物質は、血流で全身に行きわたり、下痢などのおなかの症状だけでなく、**肝臓へ達して肝硬変、腎臓へ達して慢性腎不全を起こします**。

クローン病

若年層に多い腸の難病

クローン病は、消化管に炎症や潰瘍を引き起こし、腹痛や下痢、血便などの症状が慢性的に続く病気です。消化管のどこでも発症しますが、小腸に多く見られます。10代後半~20代の若い人に多い病気で、日本では難病に指定されています。

クローン病の原因ははっきりとはわかっていませんが、最近の研究では、免疫にかかわるリンパ球などによる、腸の内容物や腸内細菌に対する過剰反応が発症にかかわっていると考えられています。また近年、日本では患者数が急激に増えており、SIBO（P28・91）との合併率も高いことからも、食生活の欧米化や、高FODMAP食（P138）も発症に影響していると考えられています。

セリアック病

「グルテン」による自己免疫疾患

小麦や大麦、ライ麦などに含まれる「グルテン」というたんぱく質を摂取することで起こる、自己免疫疾患のひとつです。腹痛や膨満感、下痢が代表的な症状です。アメリカでは人口の１％に見られますが、日本を含むアジアでは少ないとされています。セリアック病は、体内の「ＨＬＡ（ヒト白血球抗原）」という白血球のなかに、特定のタイプをもつ人に見られる病気です。グルテンが体内に入ると、免疫システムが有害物質と見なし、排除しようとしてグルテンのある小腸の粘膜を傷つけてしまうのです。そのため、セリアック病の人は、グルテンを完全除去した「グルテンフリー食」を生涯にわたって続ける必要があります。

逆流性食道炎

胃酸の逆流で食道に炎症が発生

胃酸が逆流してしまい、胃の口側にある食道で炎症が起こる病気です。胸焼けや吐き気、酸っぱいものがこみ上げる（呑酸《どんさん》）といった症状があり、中高年の太りぎみの男性に多く見られます。

胃酸の逆流には3つの原因があります。1つは、**胃酸が出すぎる「胃酸過多」**です。日常的に脂肪分の多い食事をしていると、胃酸が過剰に分泌されるようになります。

2つめは、**食道の筋力が低下**していることです。食道と胃の境目には、胃酸の逆流を防ぐ「下部食道括約筋」があります。加齢や肥満でこの筋肉がゆるむと、胃酸が逆流しやすくなるのです。

3つめは、食道の粘膜の感受性が強くなっていることです。脂肪分のとりすぎやストレスなどで粘膜が知覚過敏になり、わずかな胃酸の逆流で痛みを感じてしまいます。

処方薬と生活習慣の見直しで治療・改善

逆流性食道炎は、長い間放っておくと、食道がんになるリスクが高まります。そのため、症状がある場合は速《すみ》やかに医療機関を受診し、処方薬で治療しましょう。

多くの場合、胃酸の分泌を抑えるカリウムイオン競合型酸ブロッカー（P-CAB《ピーキャブ》）が処方されます。ほかにも、同じ効果のあるプロトンポンプ阻害薬（PPI《ピーピーアイ》）やH_2受容体拮抗薬（H_2ブロッカー）が処方されることがあります。これらを服用して、4週間たっても改善しない場合には、ストレスが原因である可能性があるため、抗不安剤や抗うつ剤を併用することもあります。

薬物治療とともに、脂肪分の多い食事を避けるといった食生活の改善を行います。また、姿勢の悪さや、食後に寝転がるといった生活習慣も、胃酸の逆流の原因となっていることがありますので、生活全般を見直しましょう。

正常な胃

胃と食道の境目は、胃酸が逆流しないように下部食道括約筋によって閉じられている。また、胃酸が逆流しても、食道のぜん動運動ですぐに胃に戻される。

逆流性食道炎の胃

下部食道括約筋がゆるんでいると、胃酸が逆流して食道へと流れてしまう。また、食道のぜん動運動が弱いと、逆流した胃酸を胃に戻すことができない。

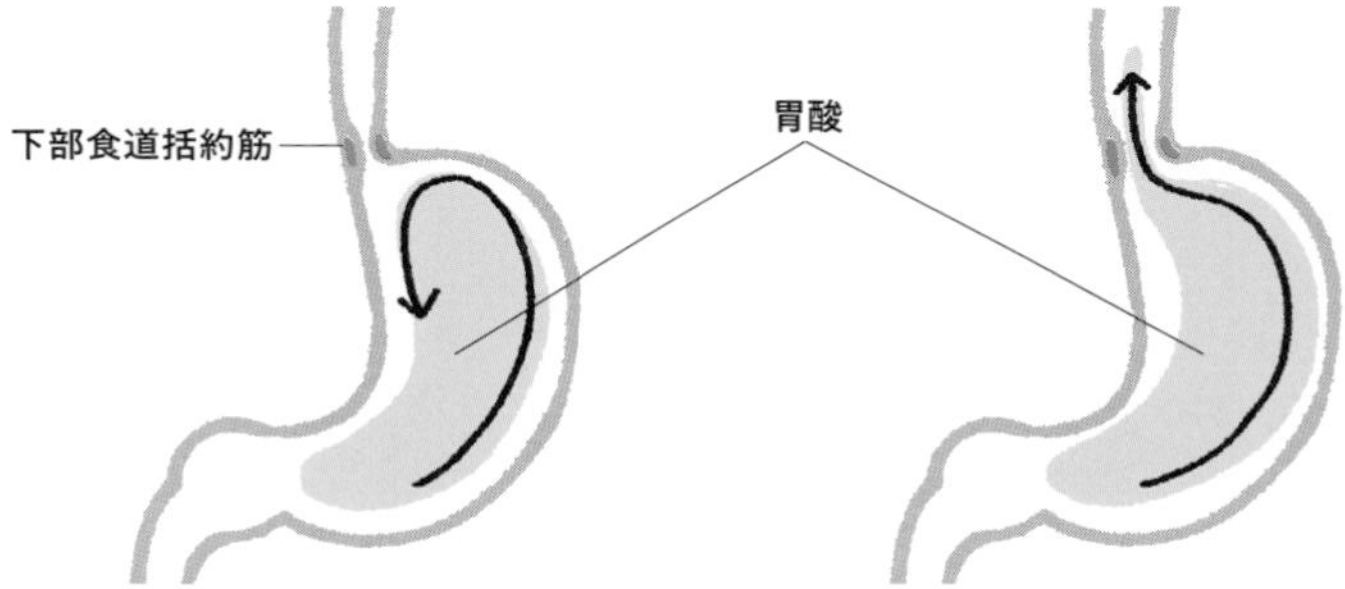

食道裂孔ヘルニア

胃は本来、胸とおなかを分ける横隔膜より下にあるが、胃の一部がその上へと飛び出してしまうと、胃と食道の間が閉じにくくなる。それによって、胃酸の逆流が起こる。

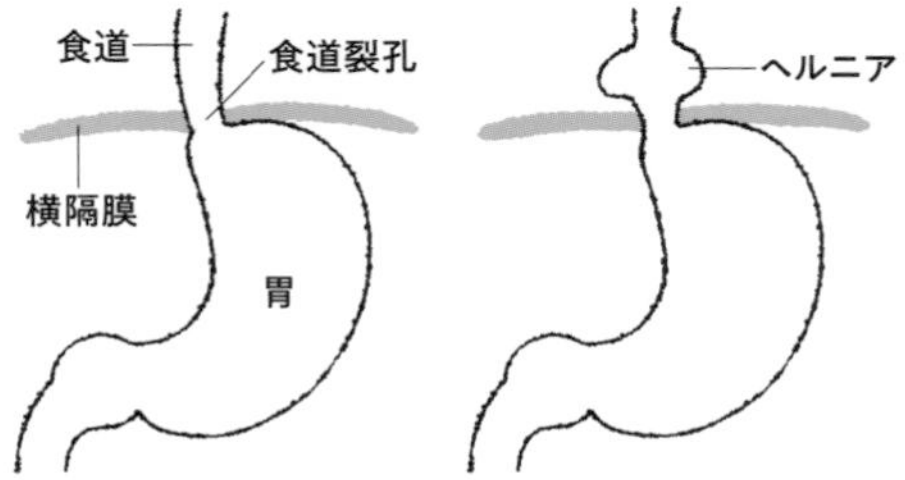

胃酸逆流防止の応急処置

胃酸の逆流を感じたときには、体の左側を下にして横向きに寝ることで、胃の入り口が上を向き、逆流を防げる。

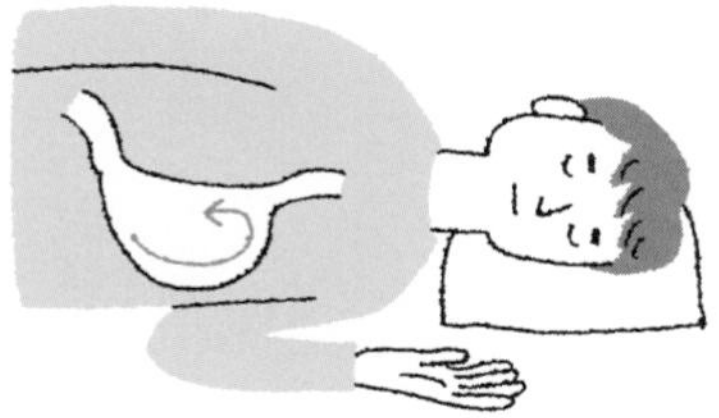

胃腸炎

胃または腸で炎症が起こる

胃腸炎は、胃や腸で炎症が起こる病気の総称です。おもな症状は、下痢や腹痛、嘔吐、発熱などで、原因や重症度によっては命にかかわることもあります。また、原因によって感染性・非感染性に、さらに急性・慢性に分けることができます。

胃腸炎で多く見られるのが、ウイルスや細菌の感染によって起こる急性の感染性胃腸炎で、感染した病原体によってウイルス性胃腸炎と細菌性胃腸炎に分けられます。

感染性胃腸炎の大半を占めるのが、ノロウイルスやロタウイルス、アデノウイルスなどの感染によるウイルス性胃腸炎です。ウイルス性胃腸炎の多くの場合、ウイルスに感染して12〜72時間以内に発症し、ほぼ1週間以内に自然に回復します。

もう1つの感染性胃腸炎である**細菌性胃腸炎は、病原性大腸菌やサルモネラ菌、カンピロバクター、病原性大腸菌O157などの細菌感染が原因**です。多くの場合、細菌に汚染された食材（肉類や卵）や水（井戸水）などを摂取することで感染します。一般的に、ウイルス性胃腸炎よりも重症化することが多いです。

慢性の胃腸炎で多く見られるのが、慢性胃炎です。**胃粘膜が弱り、慢性的に胃酸の分泌が減っている状態で、多くの場合がピロリ菌（ヘリコバクター・ピロリ→P106）の感染によって起こります。**進行すると、胃粘膜が萎縮してうすくペラペラになる萎縮性胃炎になります。萎縮が広くなると**胃がん**（P105）の発生率が高まります。ピロリ菌に感染している場合は除菌をし、減塩を心がけましょう。

腸炎のなかでも、難病のひとつである潰瘍性大腸炎は、大腸の粘膜に慢性的な炎症が生じ、腹痛や下痢、血便などの症状が現れます。一度症状がよくなっても、再発をくり返し、**大腸がん**（P107）を引き起こすことがあります。原因はいまだ不明ですが、遺伝やストレス、免疫異常などのさまざまな要因が重なることで発症すると考えられています。

胃潰瘍・十二指腸潰瘍

胃や十二指腸の壁が胃酸で傷つく

胃潰瘍と十二指腸潰瘍は、粘膜が胃酸によってダメージを受け、臓器の壁がえぐれてしまう病気です。**おもな症状は、みぞおちの痛みや真っ黒い便、吐血などです。**痛みは、胃潰瘍は食事中や食後に、十二指腸潰瘍は空腹時に起こることが多いです。

本来、胃壁や十二指腸の粘膜には、強い酸性の胃酸の影響を受けないしくみがあります。しかし、**ピロリ菌**（P106）**の感染に加えてストレス、喫煙、痛み止めの使いすぎなどが原因で、胃や十二指腸の粘膜が弱ると、胃酸の影響を受けやすくなります。**ピロリ菌がいなければストレスがかかっても潰瘍はできにくいことがわかっているため、**ピロリ菌検査**（P32）を受け、感染がある場合は**早めの除菌が予防となります。**

胃がん

胃の粘膜で発症する「気づきにくい」がん

胃がんは、胃壁の内側にある粘膜の細胞ががん細胞となり、増殖することで発症します。がんがまだ小さい早期の段階では、自覚症状はほとんどなく、かなり進行したあとでも、症状の現れにくさが落とし穴です。

おもな症状は、**みぞおちの痛みや不快感、食欲不振、吐き気など**ですが、これらは胃がん特有のものではありません。**胃炎**（P102）や**胃潰瘍**（P104）といったほかの胃の疾患でも似たような症状が現れるため、おかしいと感じたら胃の内視鏡検査を受けることが必要です。

胃がんの原因はピロリ菌です。胃がん患者を100人集めると、そのうち99人がピロリ菌に感染しています。逆にピロリ菌に感染したことがないのに胃がんになる人は0・66%です。

強い酸性の胃酸のおかげで、胃ではほとんどの細菌が死滅します。しかしピロリ菌は、アルカリ性のアンモニアを出して胃酸から身を守り、胃粘膜の中で生きています。ピロリ菌に感染している人のすべてが胃がんになるわけではありませんが、胃がん発症リスクを抑えるには、除菌治療が有効です。

幸い、現在は「タケキャブ（P‐CAB）」の登場により、除菌成功率が上昇しています。

また、胃がんのなかには、**胃の壁を硬く厚くさせながら広がっていく「スキルス胃がん」**もあります。進行が早いうえに、内視鏡検査でも診断しにくく、治りにくいとされているタイプのがんであり、内視鏡専門医による正確な診断が必要です。

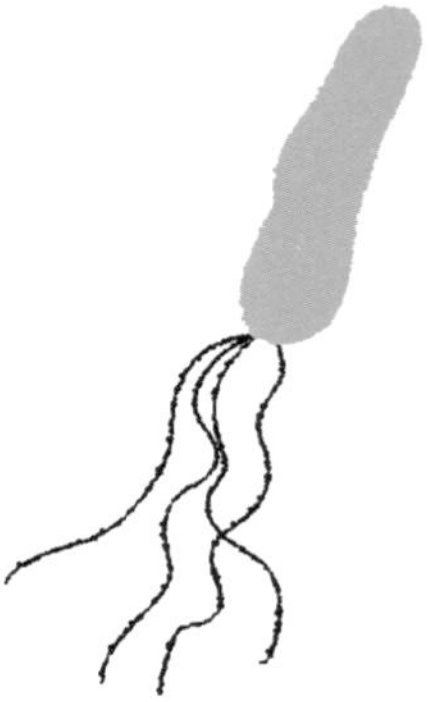

ピロリ菌

大きさは4.0μmで、本体部分は右巻きにゆるくねじれている。体の片側にしっぽのような毛（鞭毛《べんもう》）が数本あり、これを旋回させて移動する。

大腸がん

日本での患者数が多い、大腸粘膜のがん

大腸の粘膜にできるがんで、できる部位によって「結腸がん」と「直腸がん」に分けられます。ポリープの一種である「腺腫」ががん化するものが多いのですが、粘膜から直接がんが発生するものもあります。日本のがんによる死因では、女性で第1位、男性では第2位*で、患者数も非常に多いがんです。

早期の段階では症状はほとんどなく、進行してから便に血が混じるなどの症状が出るようになります。がんが進行してくると、貧血の症状や、便が細くなる、便が残る感じがするといった症状が見られるようになります。

大腸がんの原因には、不活動、赤身の肉・加工肉のとりすぎ、腸内細菌の異常や食

＊国立がん研究センターがん情報サービス
2022年のデータより

物繊維の摂取量不足などが考えられます。

善玉菌の酪酸菌（P16）は、食物繊維を分解して「酪酸」という物質を生み出します。この**酪酸が、大腸がんを抑制することがわかっています。**反対に食物繊維が不足すると大腸がんになりやすいといわれています。現在、食物繊維摂取量は、世界的には増えていますが、日本では年々減っています。そして、日本の人口はアメリカの4割ほどですが、大腸がんで亡くなる人の数は、アメリカよりも多くなっています。これは食物繊維の摂取量低下が反映されているといえます。

つまり、大腸がん予防には食物繊維の摂取が重要で、目安は1日5皿以上の野菜（P137）と考えましょう。野菜のなかでもとくに、ポリフェノールなど抗酸化物質を多く含むトマトやピーマンといった緑黄色野菜はしっかりと。がんのもととなる活性酸素による細胞の酸化を抑えてくれます。

日米の1人1年あたりの野菜消費量の推移

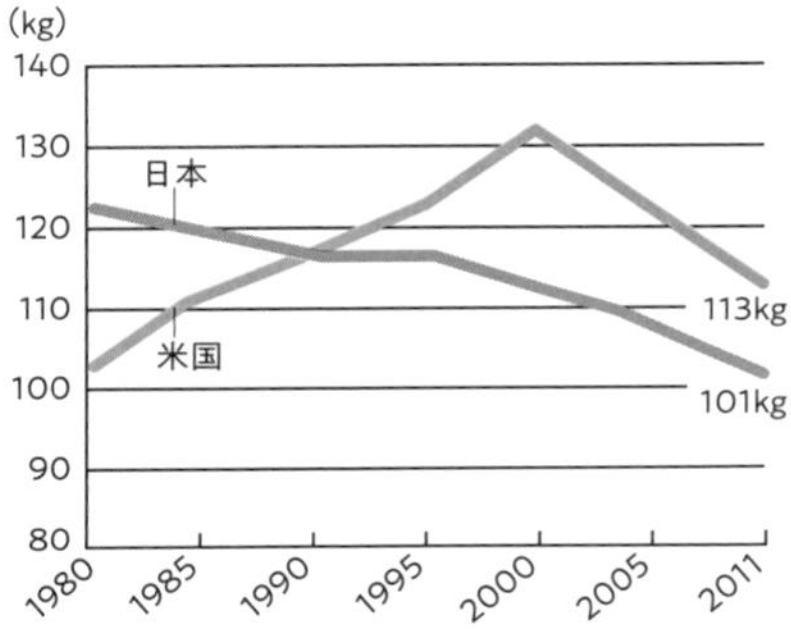

1990年代前半を境に、野菜の消費量は日米で逆転。

(出典)平成28年7月農林水産省「野菜をめぐる情勢」をもとに作成

大腸憩室炎《けいしつえん》

（P30も参照）

腸にできた「くぼみ」に炎症が起こる

消化器の壁に内側から圧力がかかると「憩室」というくぼみができることがあります。大腸で、腸内環境の悪化から腸管内圧が上昇して憩室ができ、そこに感染や血流不足から炎症が起きるのが大腸憩室炎です。腹痛や発熱、下痢、嘔吐が見られます。

大腸憩室炎は血液検査で炎症反応（CRP）の上昇が見られますが、採血で炎症反応の上昇は見られないものの、顕微鏡レベルでは炎症が存在し、痛みがある場合には、SUDD（スッド→P30）と呼ばれます。海外では、SUDDに用いられる抗生剤の治療ガイドラインも作成されています。

予防には、低FODMAP食（P138）で便秘やガスの対策を行うことが大事です。

腸閉塞

腸管が途中で詰まってしまう

腸閉塞（イレウス）は、腸管の癒着やねじれが原因で、胃から十二指腸、小腸、大腸とつながる消化管の流れが途中で詰まる病気です。詰まった部分から肛門側の消化管へ食べたものや消化液が流れなくなるため、嘔吐や膨満感が起こります。また、腸管にある内容物が流れなくなり、おならや排便が止まってしまうこともあります。

腸閉塞は、機械的イレウス（腸管が狭くなったり折れ曲がったりする）と、機能的イレウス（腸管の麻痺・痙攣で腸がスムーズに動かなくなる）に大きく分けられます。機械的イレウスのなかでもっとも多いものは、腹部手術が原因の癒着性イレウスです。腸閉塞の患者さんのうち、約6割は癒着性イレウスであるといわれています。

虫垂炎

盲腸にある「虫垂」に炎症が起こる

「虫垂」とは、3～4センチの管状《くだじょう》の器官で、大腸のもっとも奥の「盲腸」という部分の先についています。ここで炎症が生じている状態が虫垂炎で、俗《ぞく》に「盲腸」と呼ばれていますが正しくは虫垂の炎症です。幅広い年齢層で発症します。初期症状として胃やみぞおちが痛くなり、2～3日ほどで痛みが右下腹部へと移動します。

虫垂は管状になって盲腸についているため、虫垂に硬い便が詰まったり、虫垂の壁が腫れてふさがれたりすると、虫垂粘膜に十分な血液が届かず、炎症を起こします。軽度であれば、抗生剤により炎症を抑え込む治療が行われますが、ある程度進行した虫垂炎は手術による治療が必要です。

Column

腸の環境は人生を左右する!?

「恋愛」は腸内細菌で決まるという研究があります。腸の中には、100～1000兆個ともいわれる腸内細菌がすんでいます。

じつは、ショウジョウバエの腸内にはヒトの腸の中にもいる乳酸菌がいたり、ショウジョウバエの遺伝子とヒトの遺伝子の間には共通する部分も多いことから、ショウジョウバエは医学研究によく用いられています。

ショウジョウバエの「恋」は食べているエサで決まります。

ショウジョウバエの集団を２つに分け、数世代を別々の種類のエサで飼うと、両者のハエを混ぜ合わせても、同じエサを摂取した雌雄同士が交配する現象が見られます。

つまり､同じエサを食べているもの同士が愛し合うわけです。

ひとつのグループを「糖蜜」で飼い、もう一方を「デンプン」で飼うと、おもしろいことに糖蜜グループのハエ、デンプングループのハエ同士で「恋」(交配)をするのです。

分析すると、ショウジョウバエの腸内で、Lactobacillus plantarum(ラクトバチルス・プランタルム)という腸内細菌がつくり出す｢フェロモン｣が､この現象を引き起こしていたのです。

同じエサを食べているショウジョウバエは、その腸内で同じフェロモンを出し合います。同じフェロモンを感じ合った同士が「恋」をするわけです。この確率はなんと76%。

ハエがどのパートナーと愛し合うか、そんな愛の行動すら、腸内細菌が操っていたわけです。

このようにハエからほ乳類までの動物で、腸内細菌が宿主の行動まで変えていることがわかってきています。腸の環境は、ヒトの人生に少なからず影響を与えているようです。

第3章

おなかの不調がもたらす胃腸以外の病気・症状

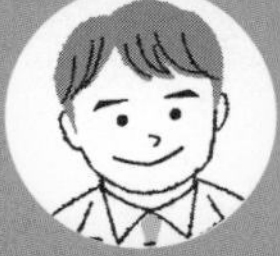

無関係と思える
病気や症状でも
おなかが深く
関係していることも

脂肪肝（NASH《ナッシュ》）・肝炎・肝臓がん

腸内細菌が生み出す毒素がNASHの原因に

小腸や大腸などの消化管で吸収された栄養分は、血液の流れに乗って、「門脈」という血管を通して肝臓に届きます。そのため、肝臓に脂肪が蓄積された状態である脂肪肝や、肝臓に炎症が起こる肝炎、肝臓がんなどの肝臓の病気は、腸の作用や状態と関係しています。小腸にもっとも近い臓器は肝臓なのです。

たとえば、肝臓の病気はアルコールの飲みすぎが原因であることが多いですが、**お酒を飲まないにもかかわらず、肝炎や脂肪肝になる人**がいます。これはNASH（非アルコール性脂肪肝炎）と呼ばれ、食べすぎなどによる**エネルギーの過剰摂取で、余った糖が腸から肝臓に送られ、脂肪として蓄積される**ことで起こるのです。

また、腸内細菌が生み出すLPS（リポポリサッカライド）という毒素が、NASHの発症にかかわっているとされており、その毒素の発生・もれ出しを引き起こす**SIBO**（P28・91）や**リーキーガット症候群**（P29・96）もNASHの原因のひとつです。しかも、NASHを患った5〜20％の人が、肝臓が硬くなる肝硬変へと進み、肝臓がんになる可能性も高まるのです。

「アリアケ菌」が肝臓がんを生み出す

また、「**アリアケ菌**（**クロストリジウム・アリアケ**）」という**有毒な腸内細菌**も、肝臓がんの発生にかかわっていることがわかっています。

肥満者では、過剰な栄養分が大腸へと運ばれます。すると、それをエサにしてアリアケ菌が増殖します。アリアケ菌は**胆汁を分解し**、**デオキシコール酸などの毒性のある二次胆汁酸をつくり出します**。これが発がん性物質とかかわるため、肝臓に運ばれると、肝臓がんのリスクを高めてしまうのです。国立がん研究センターの研究でも、大腸がん患者の便でデオキシコール酸などの二次胆汁酸が増加していました。

動脈硬化

腸内細菌でコレステロールが粥状に

血管内の通り道が細くなってしまう動脈硬化。心筋梗塞や脳卒中にかかわるこの病気にも、腸内細菌が関係しています。

赤身肉や卵などに含まれているコリンという成分を多く摂取すると、腸内細菌と肝臓はコリンから「ＴＭＡＯ（トリメチルアミンN-オキシド）」という動脈硬化を引き起こす化学物質をつくり出します。これは強力な動脈硬化を進める物質で、コレステロールが粥状になって血管の壁にへばりつき、動脈硬化を招いてしまうのです。しかし、同じようにコリンをとっても、動脈硬化になる人とならない人がいます。これはその人の腸内細菌の違いによるものです。

糖尿病

腸内細菌が糖の代謝に関係

糖尿病は、血糖値を一定に保つインスリンというホルモンが不足したり、働きが悪くなったりして、血液中のブドウ糖（血糖）が増えてしまう病気です。糖尿病のうち、大部分を占める2型糖尿病は、食べすぎや運動不足によって、インスリンが効きづらくなることが原因です。じつは糖尿病になる人は、**発症前から善玉菌・ラクトバチルスの一種である乳酸菌（Lactobacillus gasseri JV-V03）が腸内で増えていたという報告があります。**世界でも日本での研究でも、糖尿病患者の腸内では乳酸菌が増えています。何らかの原因により、乳酸菌が過剰に増えるような腸内環境の悪化は、糖の代謝を妨げて、糖尿病が発症しやすくなるのです。

ビタミン欠乏症

腸内細菌がビタミン吸収を妨げる

SIBO（P28・91）で腸内細菌が増えてしまうと、おなかとは無関係と思えるトラブルも発生します。ビタミン欠乏症は、そんなトラブルの代表例です。

小腸内で増えた細菌が、脂質を分解する消化液である胆汁の働きを妨げてしまい、脂質が吸収されにくくなります。すると、**脂溶性（脂質に溶けるタイプ）のビタミン（ビタミンA、ビタミンD、ビタミンEなど）の吸収が悪く**なります。

また、腸内細菌によって小腸の消化・吸収自体の機能にも問題が生じたり、摂取した栄養素を腸内細菌がエサとしたりするため、ほかのビタミンやアミノ酸、ミネラルなどの栄養素も正しく吸収できなくなり、栄養が欠乏することがあります。

うつ・イライラ

腸でつくられる「セロトニン」が不足

うつでは、「幸せホルモン」とも呼ばれる神経伝達物質「セロトニン」が不足していています。セロトニンは脳で作用することから、脳でつくられているように思えますが、じつは体内のセロトニンの9割は小腸で合成されています。SIBO（P28・91）で小腸に腸内細菌が増えていると、セロトニンの合成に必要なビタミンB_6やナイアシン、葉酸といった栄養素を、腸内細菌がエサとして奪ってしまいます。こうしてセロトニンが合成しにくくなることで、うつの症状が現れることがあります。

また、セロトニンは、興奮を引き起こす神経伝達物質のノルアドレナリンやドーパミンの調整も行っているため、不足すると、イライラ感が起こりやすくなります。

女性特有の病気
（乳がん・子宮内膜症・月経痛）

乳がんは、ある腸内細菌の減少でリスクが高まる

女性ホルモンの「エストロゲン」は、女性の体には必要なものでありながらも、増えすぎてしまうと、乳がんの発症に影響します。

乳房にある乳管上皮細胞には、エストロゲンを受け止めるエストロゲン受容体があります。そこにエストロゲンが結合すると、細胞を増殖させるように作用します。これが乳がんのがん細胞を増殖させることにもつながるのです。つまり、**エストロゲンの量が多すぎると、乳がんのリスクが高まる**といえます。

エストロゲンの量は、エストロゲンを分解する腸内細菌の影響を受けています。腸内環境が悪くなり、腸内細菌の種類の多様性が失われた「ディスバイオシス」という

状態になると、このエストロゲンを分解する腸内細菌が減るため、エストロゲンが必要以上に増加し、乳がんのリスクを高めてしまうと考えられています。

酪酸菌で子宮内の炎症が改善

増殖した腸内細菌にマグネシウムが奪われてしまうことで、月経痛が悪化するなど、子宮にかかわる婦人科系疾患にも、腸が関連しているといわれています。

近年のメタゲノム解析によると、無菌状態であると考えられていた子宮内には、じつは細菌叢（細菌の集団）があり、善玉菌と悪玉菌が存在することがわかりました。加えて、善玉菌のひとつである酪酸菌（P16）を服用した女性の子宮内では、善玉菌が増え、わずかな炎症も抑制されたのです。これにより、子宮内の炎症や不妊、不育、子宮内膜症に悩む女性には、腸内環境を整えることが有効だとわかってきました。

また、子宮内膜症の発症には、腸内にも存在する悪玉菌・フソバクテリウム属の細菌の感染がかかわっている可能性があると報告されており、新しい治療につながることが期待されています。

認知症・パーキンソン病

腸内細菌のつくり出した物質が脳に蓄積

「脳腸相関」（P20）からもわかるように、腸内細菌は脳神経とも関連しています。悪玉の腸内細菌が増えると、「αシヌクレイン」というたんぱく質を腸内に生み出します。これが過剰になると、迷走神経を通じて脳に蓄積し、「レビー小体」になります。これは、体が思うように動かなくなる「パーキンソン病」の原因となる物質なのです。パーキンソン病の初期症状として便秘が起こることからも、腸とパーキンソン病のつながりがよくわかります。

また、レビー小体が脳の大脳皮質に蓄積すると、レビー小体型認知症を引き起こします。認知症予防のためにも、腸の状態を整えることが重要なのです。

むずむず脚症候群

腸内細菌のせいでマグネシウム不足に

眠っているときなどに、脚がむずむずする「むずむず脚症候群」。SIBO（P28・91）で腸内細菌が増殖すると、鉄やカルシウム、亜鉛、マグネシウムといったミネラルが、腸内細菌に奪われてしまいます。なかでも海藻類などに多く含まれるマグネシウムは、摂取量が少ないと腸内細菌に奪われてしまい、むずむず脚症候群を引き起こしやすくなります。

過敏性腸症候群（P27・86）の患者*には、むずむず脚症候群が合併しやすく、SIBOを治療するとむずむず脚症候群が改善するという報告があります。

予防には海藻類や魚介類、ごまなどを積極的にとり、マグネシウムを補いましょう。

＊過敏性腸症候群の患者さんの6～8割にSIBOが見られ、過敏性腸症候群の原因としてSIBOが挙げられる。

花粉症・アレルギー

腸からもれ出た「異物」に過剰反応

花粉症をはじめとするアレルギー症状は、過剰な免疫反応が原因とされています。これは腸内細菌が乱れ、腸の粘膜がダメージを受けて**リーキーガット症候群**（P29・96）になると、引き起こされやすくなるのです。

リーキーガット症候群で腸粘膜の細胞間が開いてしまうと、有害物質や未消化の栄養素が腸から血液へと入り込み、体内の免疫システムがそれらを「異物」と判断し、攻撃して排除しようとします。この際につくられる「抗体」という物質が、体内を傷つけることで、**アレルギー症状を引き起こしてしまう**のです。このような「**免疫の暴走**」**を抑えてくれる「制御性T細胞」**をつくり出すのが**酪酸**（P16・136）です。

肌トラブル

肌に必要な栄養を腸内細菌が奪う

腸内細菌が必要以上に増えると、亜鉛やマグネシウム、ビタミンEなどの栄養素がエサとして奪われてしまいます。すると**栄養が欠乏するようになり、肌の乾燥やにきび、湿疹などの肌トラブルが起こりやすくなります。**食事やサプリメントで補っても、腸内細菌が乱れている状態では、栄養素を奪われ続けてしまうため、腸内環境を改善する必要があるのです。

なお、顔の血管が炎症を起こし、顔がほてったように赤くなるロザケア（酒さ）という皮膚疾患のある人は、肌のトラブルがない人に比べて、腸内細菌が増殖する**SIBO**（P28・91）である割合が10倍も高いとされています。

肩こり・腰痛

腸から伝わるストレスで筋肉が緊張

精神的なストレスがあると、自律神経のひとつである交感神経が優位になります。交感神経は、心拍数を増やしたり血圧を上げたりして、興奮状態をつくり出します。小腸では、ぜん動運動が低下して細菌が腸の壁にとりついて増えやすくなります。ストレスによってこの状態が長く続くと、腸内細菌の増加といった不調が起こり、その状態が「脳腸相関」（Ｐ20）により、腸管神経を通して脳に伝えられます。腸の不調を「心身のピンチ」として感じとった脳は、ピンチに耐えようと、筋肉を緊張させてしまいます。これが肩こりや腰痛の原因になるのです。また、ストレスによる腸内環境の悪化で腹部の張りが起こり、姿勢が乱れることでも肩こりが発生します。

不眠

腸内環境の悪化で睡眠ホルモンがつくれない

不眠はストレスや生活習慣の乱れも原因となりますが、腸内細菌も大きく関係しています。マウスを使った実験では、ストレスで睡眠障害を起こしたマウスの便を、別のマウスに移植すると、便移植を受けたマウスは不眠になるのです。腸内細菌が乱れると、神経伝達物質のセロトニンの合成が進まなくなります。**セロトニンは、睡眠ホルモンであるメラトニンの材料**であり、セロトニンがなければ、メラトニンもつくられなくなるため、睡眠が妨げられてしまうのです。

睡眠の質が低下すると、**睡眠中の腸のお掃除活動であるMMC**（P157）**もうまく進まず、さらに腸内環境を悪くする**という悪循環も招きます。

Column

おなかの不調で病院に行くタイミングとは?

以下は、おなかにかかわる危険な兆候です。おなかの不調に加え、このようなことが当てはまる場合は、病院に行きましょう。

❶ 55歳以上
❷ 原因不明の体重減少があり、それが10%以上である(がんが隠れている可能性あり)
❸ 貧血や出血がある　❹ 進行性の嚥下障害がある
❺ 物を飲み込むときに痛みがある　❻ 慢性的に吐いてしまう
❼ 消化器系のがんの家族歴がある
❽ 食道がんになったことがある
❾ 消化性潰瘍ができたことがある　❿ おなかにしこりがある
⓫ 非ステロイド性抗炎症薬(痛み止め、頭痛薬、風邪薬、血液をサラサラにする薬)を常用している
⓬ リンパ節が腫れている　⓭ ピロリ菌に感染している

(出典)『一流の男だけが持っている「強い胃腸」の作り方』(江田 証著 大和書房)をもとに作成

病院に行く際には、医師に症状を正しく伝えるために、「LQQTSFAメモ」をつくっておくことをおすすめします。シンプルなメモですが、医師にとっては診察の手助けとなります。

キーワード	意味	例
L(Location)	場所	みぞおちが痛い、下腹部が痛い、痛みがみぞおちから右下へ移動した
Q(Quality)	性質	しくしく痛む、ズキンズキン痛む、張りがある
Q(Quantity)	程度	今まで経験したことのない痛み、最大が10なら8くらい
T(Timing)	時間	昨日から、1週間前から、食事時間に関係なく症状がある
S(Sequence)	経過	どんどん痛くなる、痛くなったり治まったりをくり返す
F(Factor)	関連要素	排便すると治まる、食べものとは関連がないようだ
A(Associated symptoms)	随伴症状	高熱、吐き気、嘔吐、軟便、血便など

第４章

自分でできる おなかのセルフケア

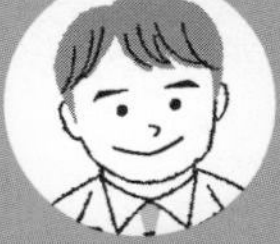

食事編　腸がよろこぶ4大食品

腸内環境を整えるには、腸がよろこぶ、すなわち善玉菌が好む食品をとり、善玉菌を増やすことが重要です。また、菌の種類が偏らないよう、**さまざまな食品をバランスよくとる**ことも忘れずに。

とくに、善玉菌が好む「**発酵食品**」「**水溶性食物繊維**」「**オリゴ糖**」「**EPA・DHA**」を積極的にとることで、善玉菌が酪酸や酢酸など、体に有益な物質をたくさん生み出してくれるのです。

腸がよろこぶ４大食品

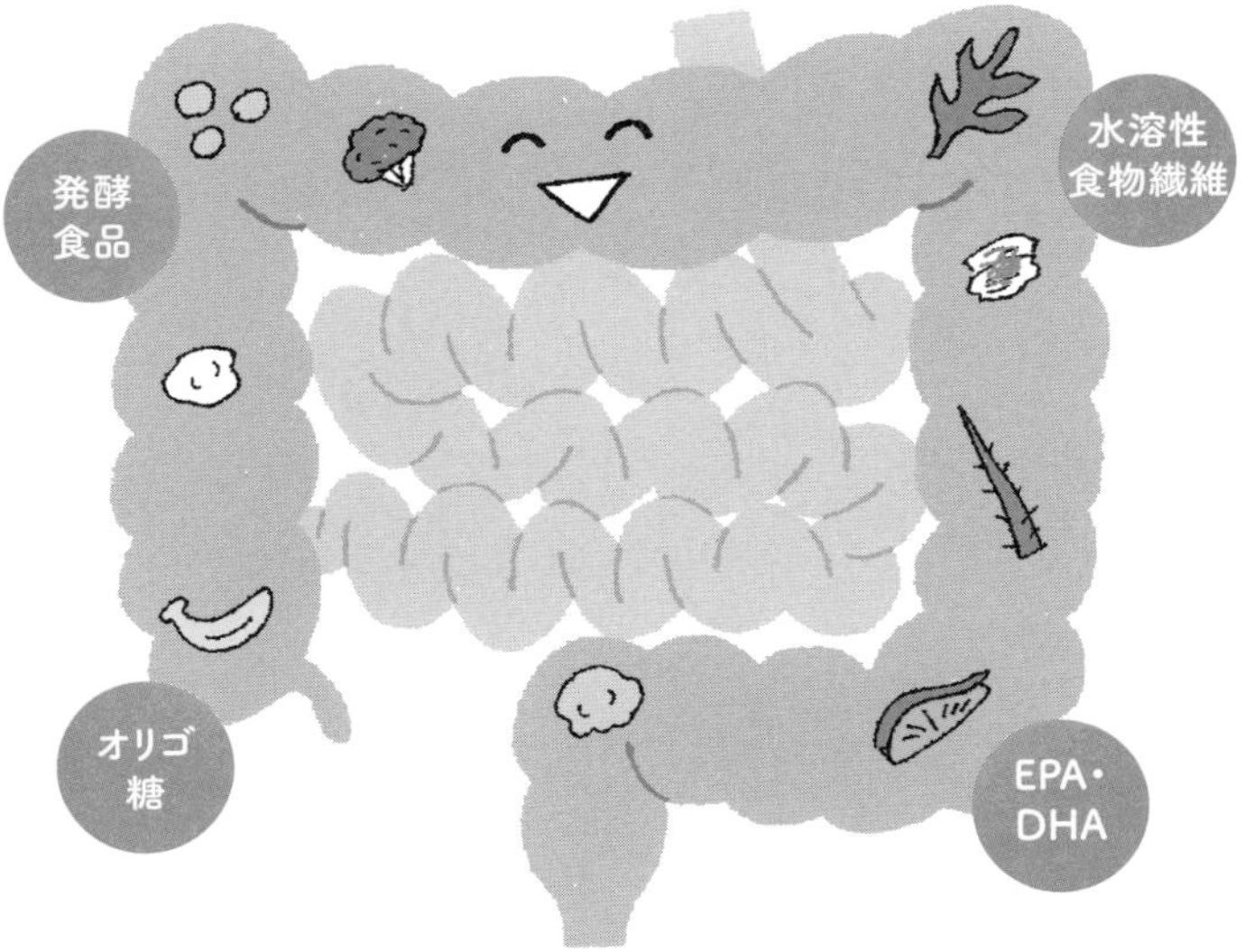

＊「腸がよろこぶ４大食品」については、P138～151も併せて読み、自分と合う、合わない食品を見極めましょう。

発酵食品

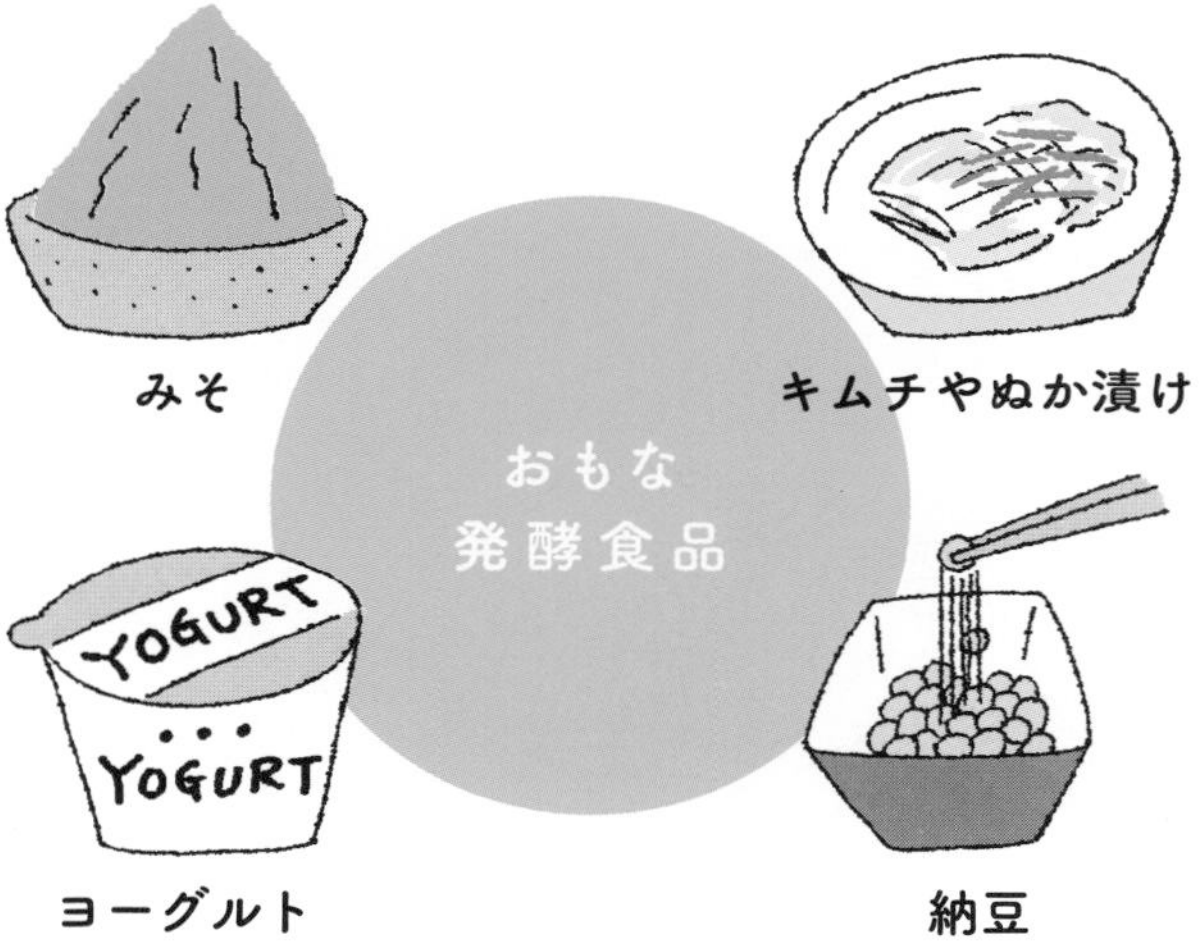

しょうゆ	甘酒	ピクルス	ワイン	
塩麹	酢	チーズ	鰹節	など

発酵食品は、微生物（細菌やカビ、酵母など）の働きで、食材の栄養価やうま味を増やした食品のことです。乳酸菌などの善玉菌がたくさん含まれており、摂取すると腸内で**善玉菌が増えるだけでなく**、ほかの善玉菌を刺激して、**腸のぜん動運動を活性化**させることができます。

納豆やヨーグルトには**腸内を弱酸性にする効果**もあるため、**悪玉菌の増殖を抑えること**もできるのです。

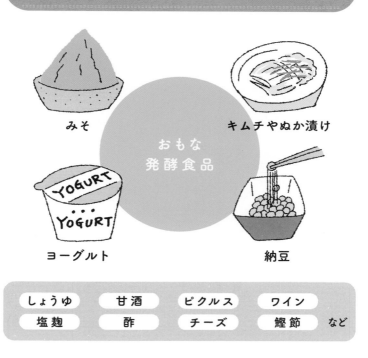

水溶性食物繊維

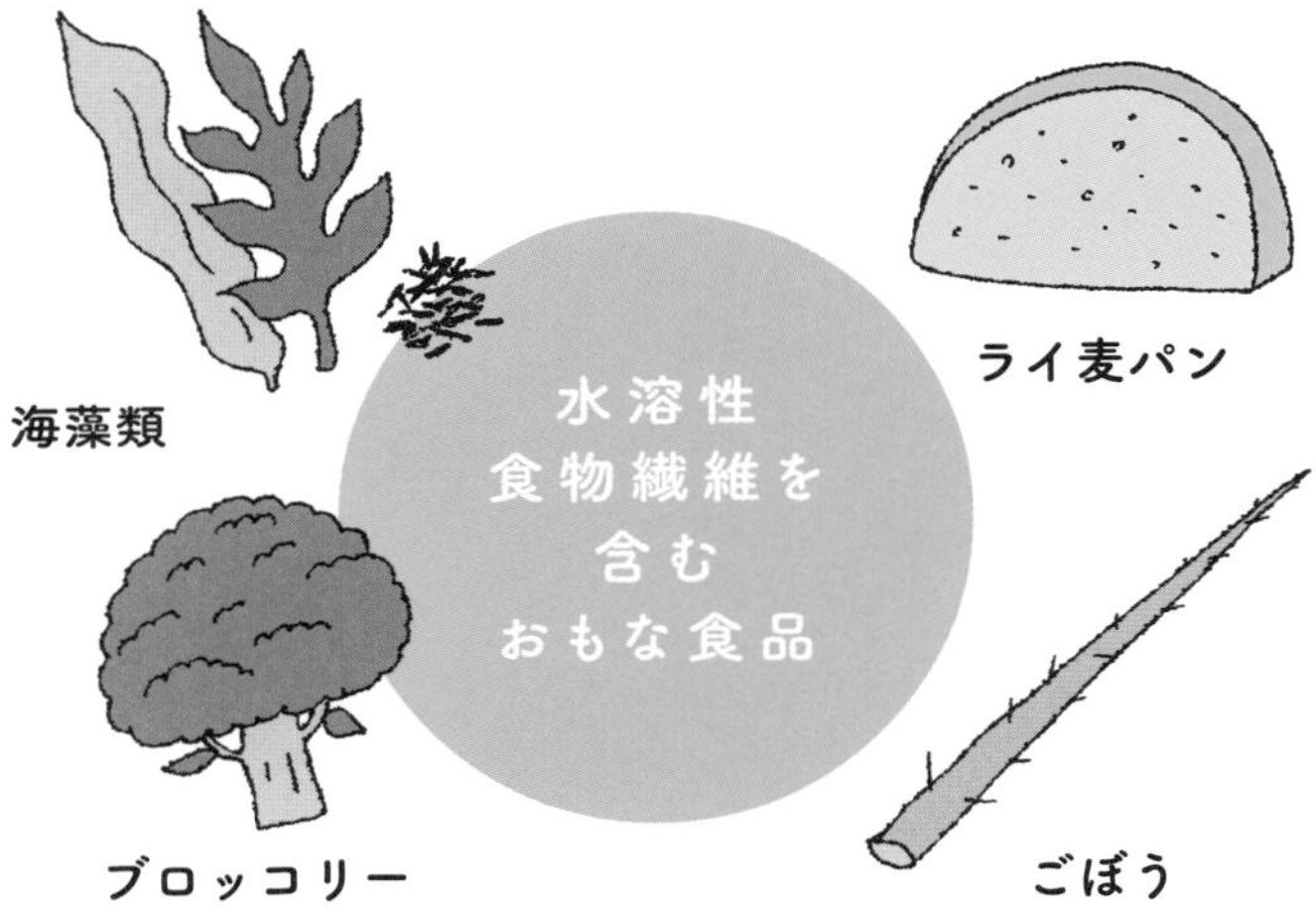

オクラ	もち麦	ドライいちじく
モロヘイヤ	アボカド	そば
かぼちゃ	キウイフルーツ	納豆

など

水に溶けやすい水溶性食物繊維は、**善玉菌のエサとなる成分**。善玉菌が水溶性食物繊維を分解・代謝して生み出す「**短鎖脂肪酸**」は、酪酸、酢酸、**プロピオン酸で、これらは腸の炎症を抑え**、適量であれば腸内環境を整えます。アメリカでは、野菜などから食物繊維を摂取することを推奨する「**5 A DAY運動**」により、大腸がんをはじめとしたがんの患者数・死亡者数を減らしています（P137）。

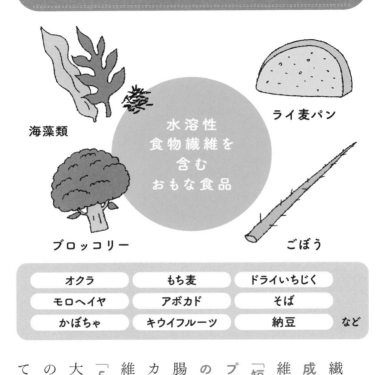

オリゴ糖

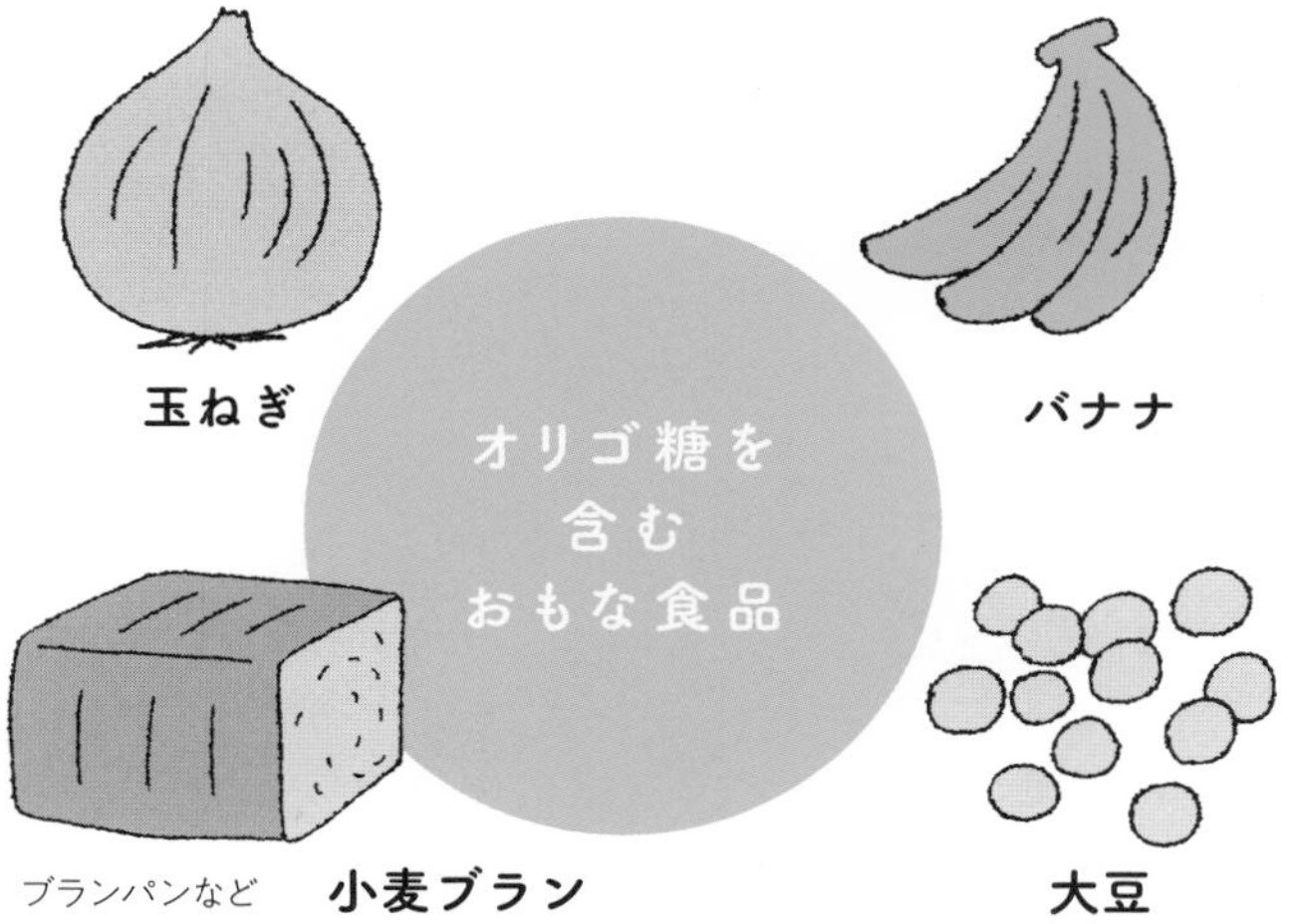

アスパラガス
ごぼう
絹ごし豆腐
にんにく
など

＊甘味料として市販されているオリゴ糖を活用してもよい

オリゴ糖は、腸の中でビフィズス菌などの善玉菌の栄養源となり、**善玉菌を効率よく増やせる成分**で、特定保健用食品として認められています。玉ねぎや豆類などの食品に含まれていますが、オリゴ糖を手軽にとれる甘味料も販売されていますので、砂糖の代わりに使うのもおすすめです。ただし、とりすぎると便がゆるくなるため、**1日の摂取目安量を守り**、まずは少量から試すようにしましょう。

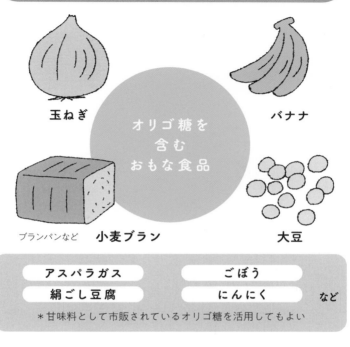

EPA・DHA

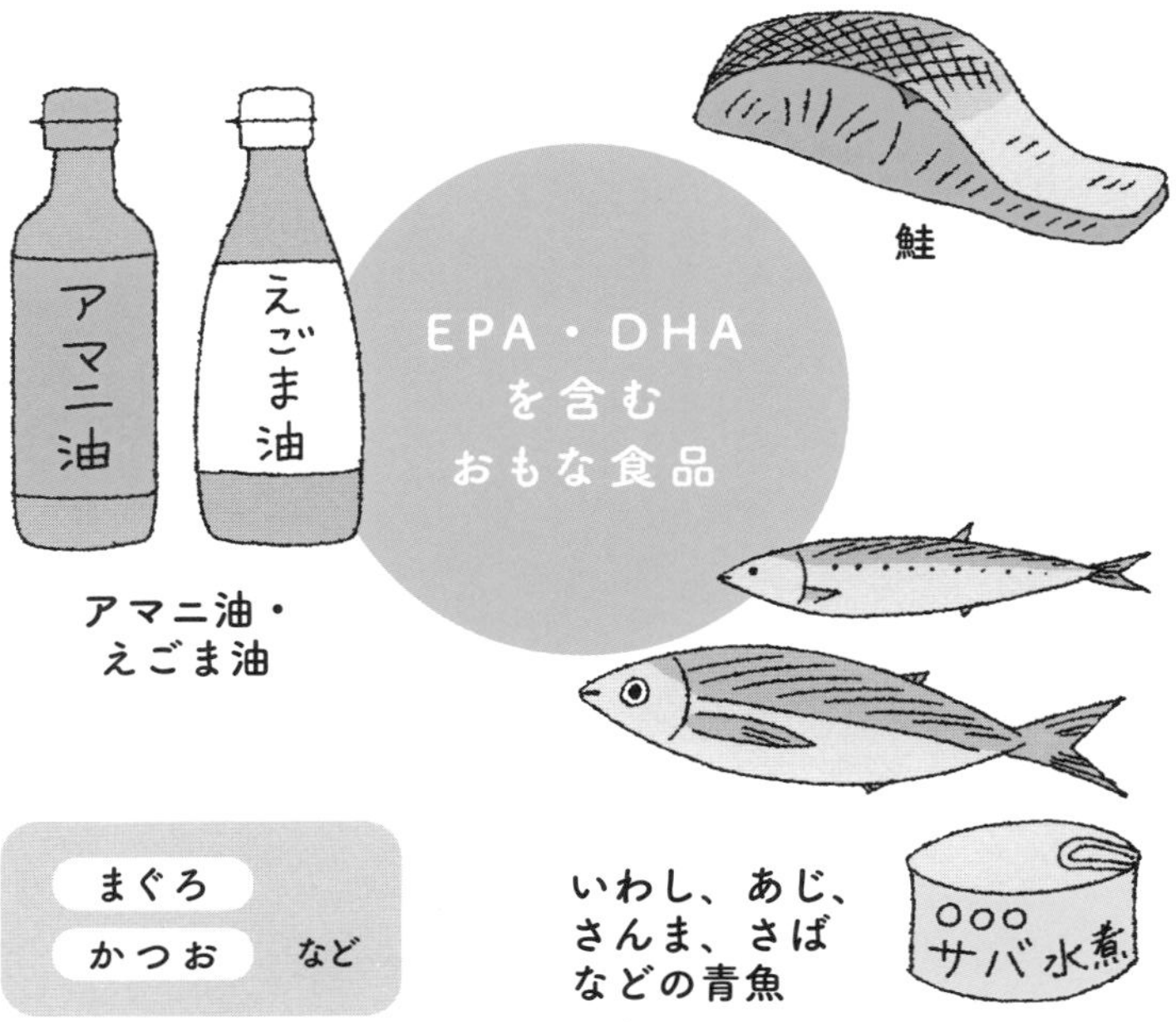

青魚などに多く含まれるEPA（エイコサペンタエン酸）やDHA（ドコサヘキサエン酸）は、人間の体に必要な「**必須脂肪酸**」のなかの「**オメガ3系**」と呼ばれるものです。「血液サラサラ成分」としても知られるこの2つには**抗酸化作用があり、腸の炎症を抑制し、腸内を善玉菌が増えやすい状態に整えます。**また、腸内の潤滑油としても働き、**便の通りをスムーズにする**効果もあります。

Column

プロバイオティクス・プレバイオティクス・シンバイオティクスとは？

食べ物のCMなどで「プロバイオティクス」という言葉を聞いたことはありませんか？これは、健康効果を期待してとる善玉菌のことです。プロバイオティクスを毎日とると、便秘や下痢などが改善されるだけでなく、免疫機能の改善や感染症の予防、アレルギーの抑制など多彩な効果が期待されます。

また、プロバイオティクスと似た言葉で、「プレバイオティクス」があります。食物繊維やオリゴ糖など、胃や小腸で分解・吸収されないままで大腸に到達し、大腸に生息する微生物（腸内細菌）のエサになる成分を指します。

さらに、「シンバイオティクス」という言葉もあります。これは、ビフィズス菌入りのヨーグルトにオリゴ糖を含むバナナを加えて食べるといったように、プロバイオティクスとプレバイオティクスをいっしょにとることで、それぞれの効果が高められることを指します。

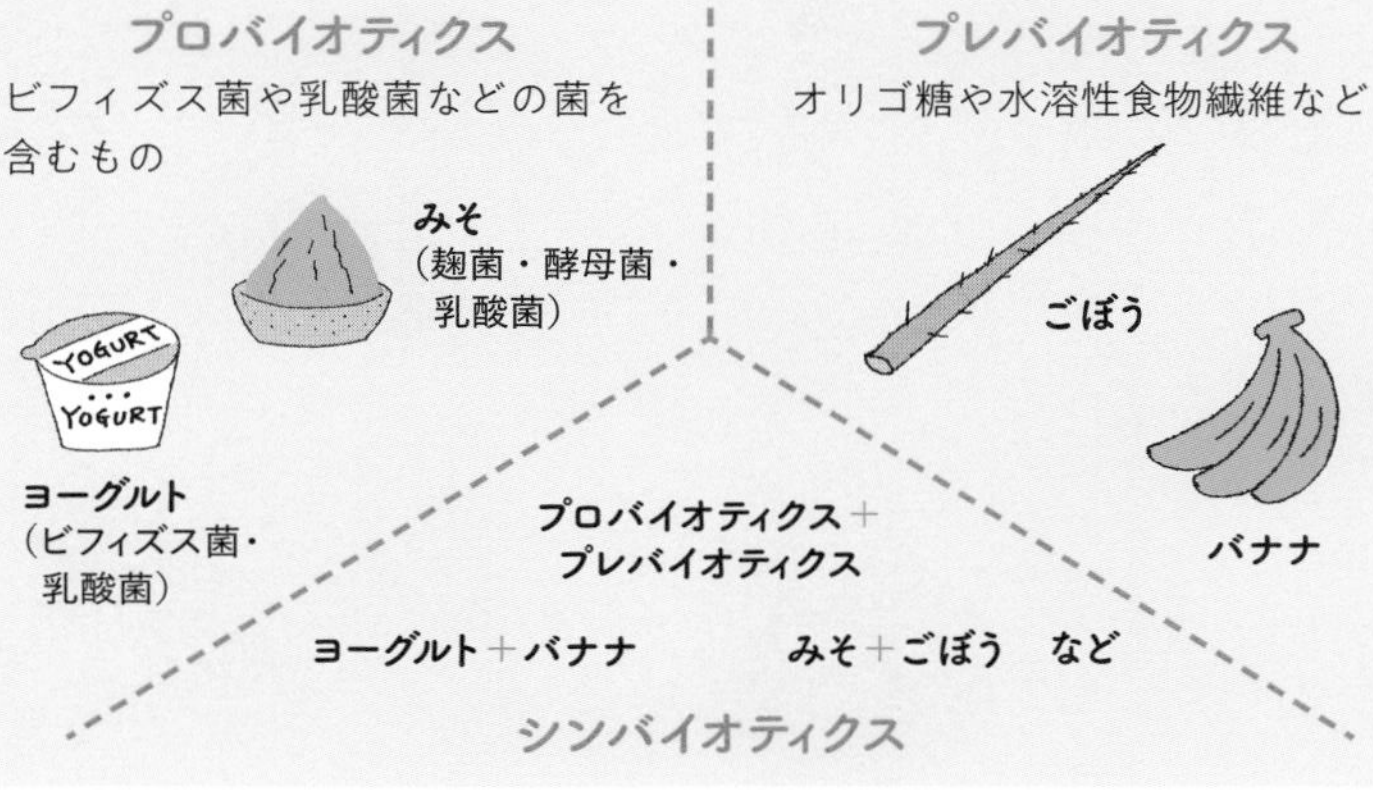

食事編　酪酸菌を増やす食品

大腸の**ぜん動運動や粘膜を活性化し、腸粘膜の免疫力を高め、さらには悪玉菌の増殖を抑えてくれる「酪酸」**は、善玉菌の酪酸菌が生み出す成分です。腸内環境を整えるには、酪酸菌を増やしたいところですが、一般的な食品には酪酸菌はほとんど含まれていません。そこで、**酪酸菌の好物である水溶性食物繊維**を毎日食べ、すでに腸内にいる酪酸菌を活性化させて増やすようにしましょう。

酪酸菌が好むおもな食品（プレバイオティクス）

豆類・野菜類

（大豆、ごぼう、長いも、大根、にんじん、きのこ類など）

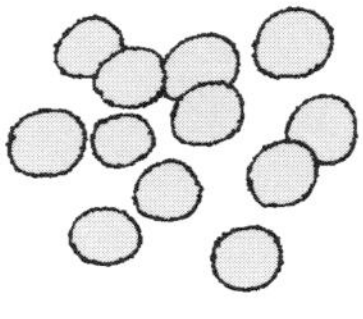

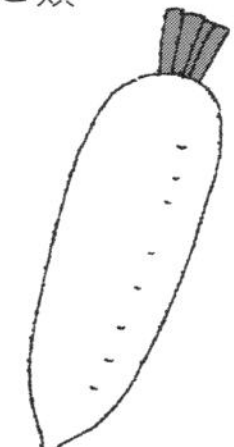

穀類

（ライ麦パン、もち麦、玄米　など）

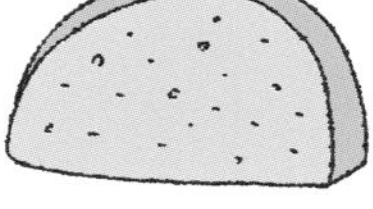

海藻類

（わかめ、昆布、ひじき、のりなど）

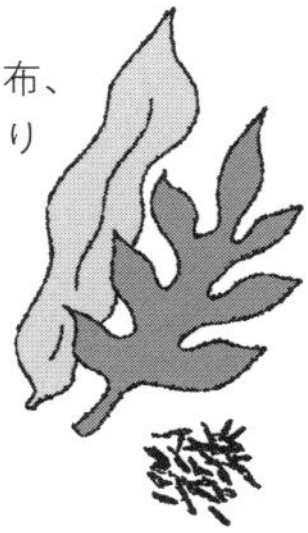

フルーツ

（りんご、アボカド、プルーン、バナナなど）

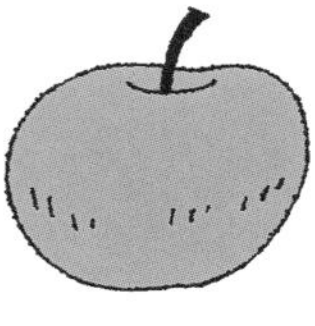

がんを予防して胃腸にやさしい食べ物 デザイナーフーズ・ピラミッド

かつて、がんの患者数・死亡者数が増えたアメリカでは、1991年より「5 A DAY運動」という健康推進運動が始まりました。これは、「1日5サービング以上の野菜と果物を食べよう*」というスローガンを掲げ、PBH（農産物健康推進基金）とNCI（米国国立がん研究所）が協同して始めたもので、大きな成果をあげ、実際に野菜と果物の摂取量が増加しました（P108）。

またNCIは、がんを予防する効果がある食品をピックアップして3つのランクに分けた「デザイナーフーズ・ピラミッド」を発表しました。このピラミッドでは、上にある食品ほど、がん予防の効果が高いと考えられています。ここに挙げられている食品は胃や腸によいとされるものも多く、積極的に摂取することで、胃炎、胃がん、大腸がんなどの予防が期待できます。

デザイナーフーズ・ピラミッド

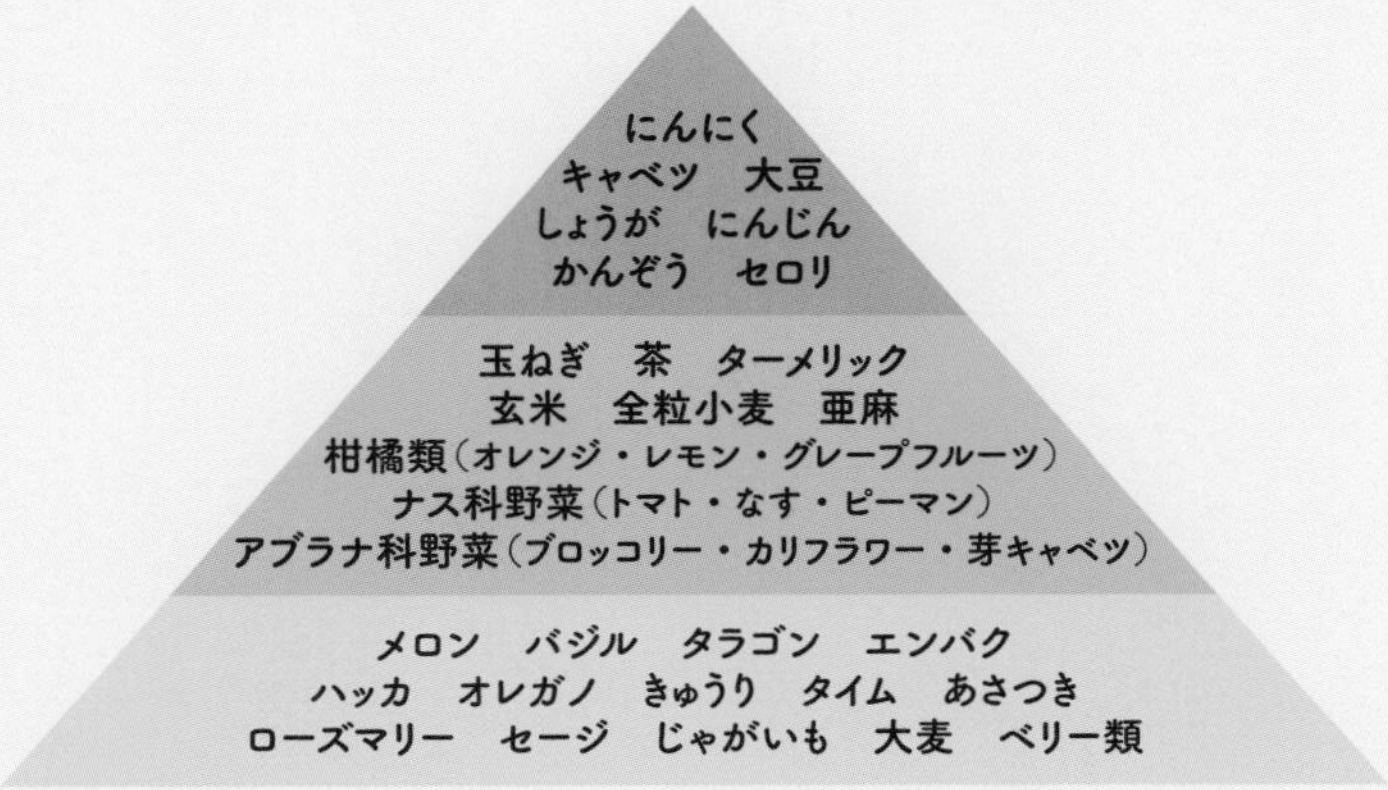

米国国立がん研究所「デザイナーフーズ」をもとに作成

＊サービング（serving）は、1人分という意味。日本の5 A DAY運動では、日本人が実践しやすいように「1日5皿分（350 g）以上の野菜と200 gの果物を食べましょう」というスローガンが掲げられている。

食事編

腸によい食品が、じつはNGだった!

低FODMAP《フォドマップ》食事法

日常的に腸の不調を抱えている人にとっては、腸がよろこぶ4大食品(P130)がかえって逆効果になってしまうことがあります。たとえば、過敏性腸症候群(P27・86)やSIBO(P28・91)の人が食べると、これらの食品に耐性がないため、かえって悪化するのです。

これには、一般的に腸によいとされている食品に含まれている「FODMAP」と呼ばれる糖質がかかわっています。FODMAPとは、「オリゴ糖」「二糖類」「単糖類」「ポリオール」の4つの発酵性糖質のこと。これらは小腸で吸収されにくく、そのまま腸内に停滞します。すると、腸内で高まったFODMAPの濃度を薄めようと、小腸内に水分が集まり、さらには腸のぜん動運動が過剰になるため、下痢や腹痛が起こりやすくなります。また、FODMAPは腸内細菌の栄養源となり、おなかの不調がある人にとっては、小腸での腸内細菌の増殖を招いてガスを急速に大量発生させ、おなかの張りや下痢、便秘などを引き起こす原因に。

玉ねぎやりんご、パンを食べると不調になる人は、FODMAPが原因でおなかの不調が起こっている可能性があり、見直しが必要です。

“腸にいい”と一般的にいわれている食品で おなかの調子がかえって悪くなる人

↓

「FODMAP」が原因かも？

FODMAPは小腸で吸収されにくい

↓

小腸内でFODMAPの濃度がUP

↓

濃度を薄めようと血管から腸管に水分が引き込まれる

↓

下痢・おなかがゴロゴロ

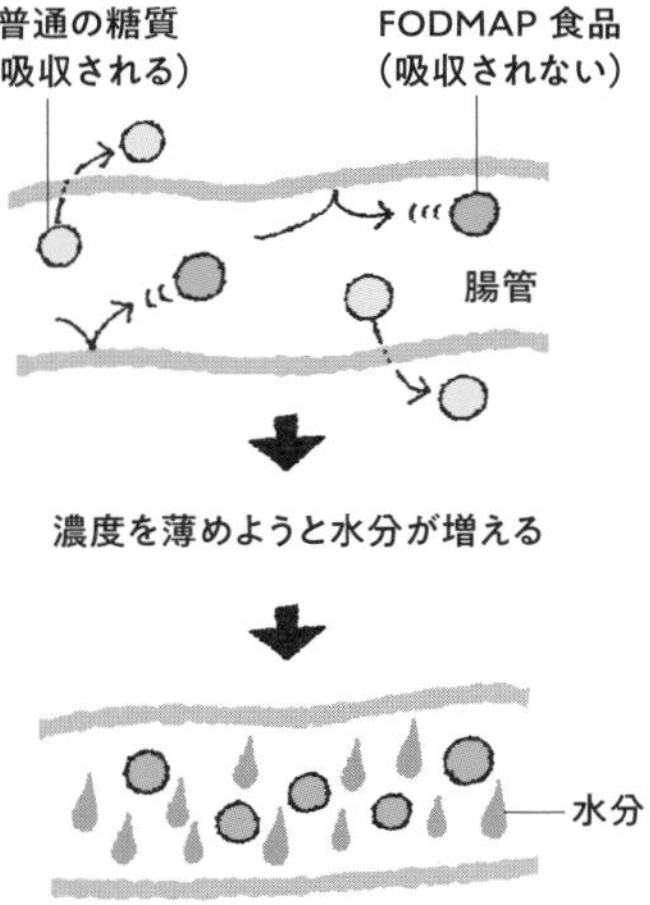

FODMAPが腸内細菌の栄養となり、腸内細菌が増殖・発酵、大量のガスが発生

↓

おなかが張る・便秘

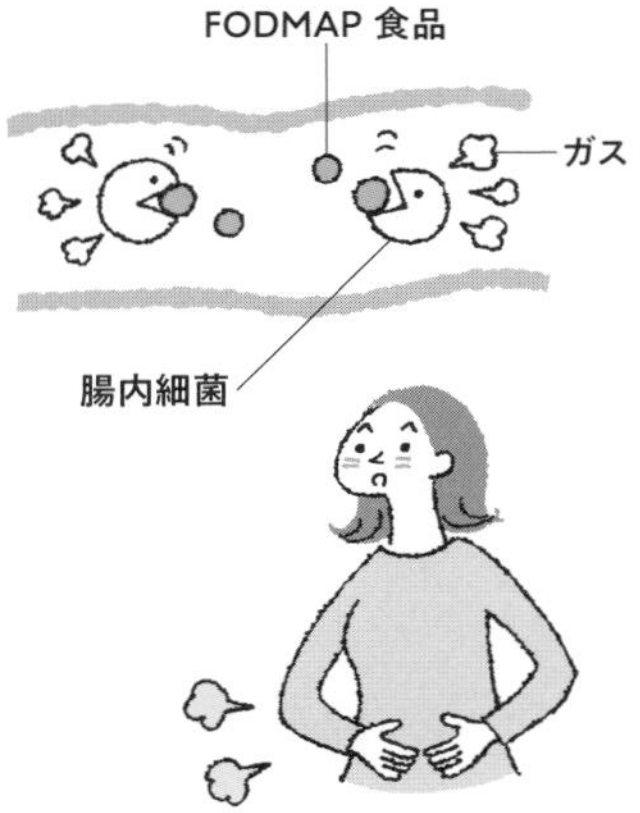

＊過敏性腸症候群やＳＩＢＯの人の腸内細菌は、過剰な短鎖脂肪酸（酢酸とプロピオン酸）をつくり、これが、腹痛やおなかの張りにつながる。

FODMAPとは小腸で吸収されにくい糖質

FODMAPとは、**発酵性のある「オリゴ糖（ガラクトオリゴ糖、フルクタン）」「二糖類（ラクトース）」「単糖類（フルクトース）」「ポリオール」**という4つの糖質を指し、アルファベットの頭文字をとったものです（左ページ参照）。

ただし、このすべてが食べられないわけではなく、個人によって消化・吸収できる度合いは異なります。**自分に合わないものを見極めることが**重要です。

糖質とは？

炭水化物から食物繊維を除いたものが糖質です。最小単位の「単糖類」と、単糖が2つくっついた「二糖類」を「糖類」といい、単糖が3～10個結合したものが「オリゴ糖」、数百～数千個結合したものが「多糖類」。「糖アルコール」は、水素を添加することで糖類を還元したもの。

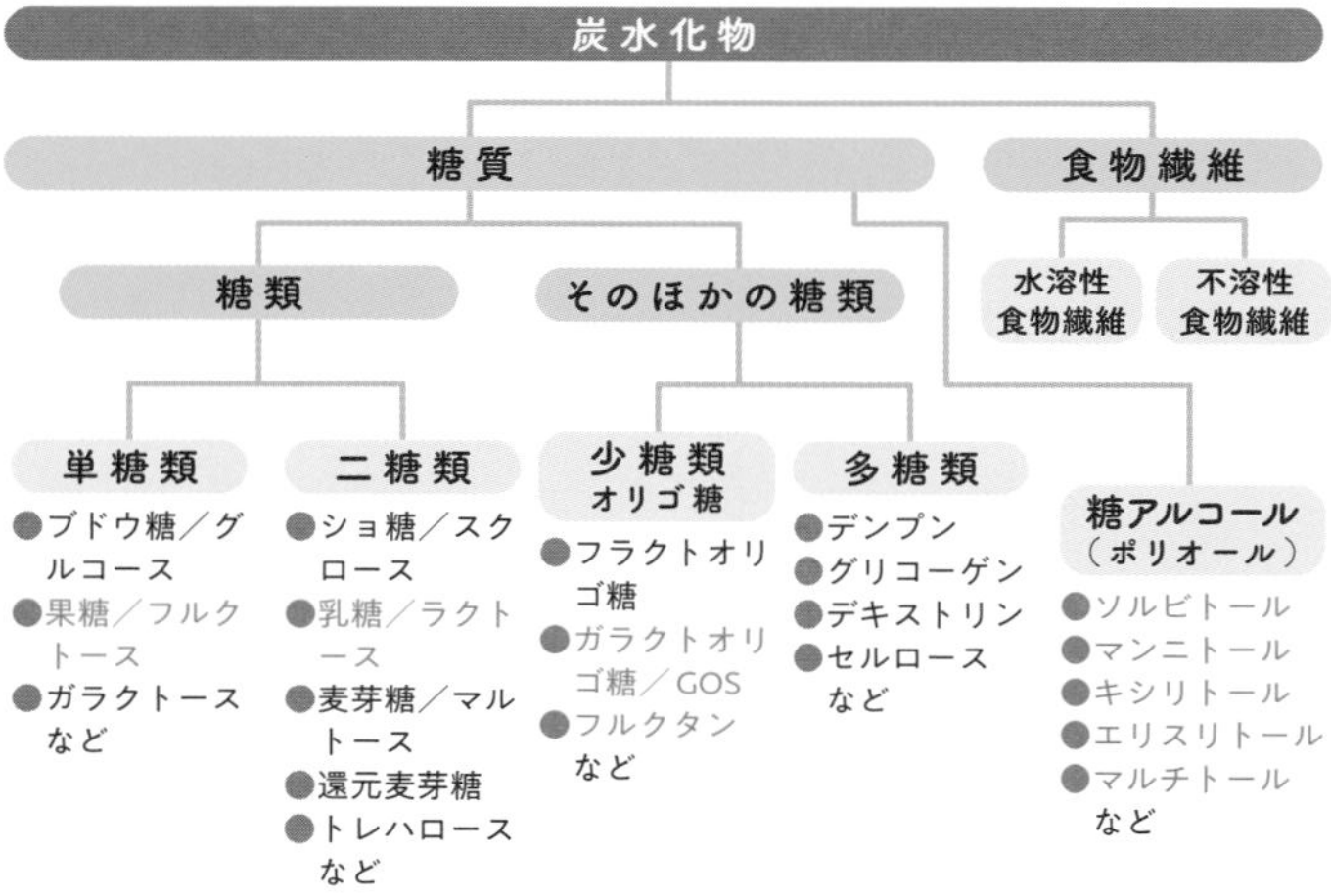

FODMAPとは？

F ermentable

発酵性の以下の４つの糖質

O ligosaccharides

オリゴ糖

●ガラクトオリゴ糖
●フルクタン

オリゴ糖のなかでも、ガラクトオリゴ糖とフルクタンの２つが問題となる。そもそも、オリゴ糖分解酵素は誰しもがもっていないため、この２つを消化できない人がいる。

含まれる食品
ガラクトオリゴ糖／豆類（大豆・ひよこ豆・レンズ豆など）、豆乳、カシューナッツ　など
フルクタン／小麦（パン・うどん・パスタ）、玉ねぎ、にんにく　など

D isaccharides

二糖類

●乳糖（ラクトース）

二糖類のなかでも、問題となるのは乳糖。日本人の７割以上が、乳製品を消化・吸収しにくい「乳糖不耐症」といわれる。

含まれる食品
牛乳、ヨーグルト、プロセスチーズ、クリームチーズ、アイスクリーム、生クリーム　など

M onosaccharides

単糖類

●果糖（フルクトース）

単糖類のなかでも、問題となるのは果糖。吸収がとても遅い糖質で、一般人の４割が「果糖不耐症」といわれる。

含まれる食品
りんご、マンゴー、すいか、なし、アスパラガス、はちみつ　など

A nd

P olyols

ポリオール（糖アルコール）

●ソルビトール・マンニトール・キシリトールなど

分子量が大きいため、ヒトの消化酵素では分解しづらい。

含まれる食品
ソルビトール／とうもろこし、りんご、なし、さくらんぼ、桃、プラム、アプリコット　など
マンニトール／カリフラワー、さやえんどう、しいたけ、マッシュルーム、さつまいも、すいか　など

低FODMAP食が有効な人とは

低FODMAP食は、オーストラリアのモナッシュ大学で提唱された食事療法です。

欧米では、**過敏性腸症候群**（P27・86）や**潰瘍性大腸炎**（P103）、**クローン病**（P97）、**セリアック病**（P98）のほか、過剰にガスが溜まるなどのおなかの症状に対する治療法として知られています。

自分のおなかの不調に、FODMAPが関係しているかは、左ページのリストでチェックしてみてください。

低FODMAP食とグルテンフリー、糖質制限の違い

糖質を避けるというと、糖質制限やグルテンフリーと似ていますが、低FODMAP食事法を始める前に、違いを理解しておきましょう。

低FODMAP食は、小腸で吸収されにくい発酵性の、小麦などに含まれるフルクタンなどの「**炭水化物（糖）**」を控えるものです。そのなかでも、自分に合わないものだけを控えます。

グルテンフリーは小麦に含まれるグルテンという「**たんぱく質**」を控えるもの。過敏性腸症候群の人が小麦抜きのグルテンフリー食にするとよくなるのは、グルテンを除いたからではなく、FODMAPであるフルクタンを除いたためです。

糖質制限は、すべての糖質を控えることで、糖尿病を改善したり、ダイエット効果を得るものです。

低FODMAP食
発酵性の糖質で、自分に合わないもののみを控える

グルテンフリー
小麦・大麦・ライ麦など麦を控える

糖質制限
糖質全般を控える

FODMAPチェックリスト

あなたのおなかの不調の原因がＦＯＤＭＡＰである可能性をチェック。１つでもあてはまるものがあれば、低ＦＯＤＭＡＰ食事法を試してみましょう。

- ☐ ごはんよりパンを食べると、おなかの張りがでる
- ☐ パンやパスタ、うどんなどの小麦類を食べると下痢をしたり、おなかが張る
- ☐ 牛乳、チーズといった乳製品を食べるとおなかを壊す

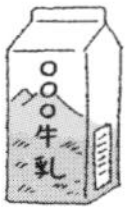

- ☐ ヨーグルトを毎日食べているのに、便秘や下痢が治らない
- ☐ 食物繊維が豊富なごぼうや豆類を積極的に食べると、下痢や便秘になったりガスが増える
- ☐ 納豆やキムチ、ぬか漬けなどの発酵食品を食べるとおなかが張る
- ☐ 玉ねぎやにんにくで、下痢をしたりおなかが痛くなり、ガスが増える
- ☐ きのこ類を食べると、おなかが痛くなる
- ☐ りんご、桃、柿を食べた後、おなかに不快感がある

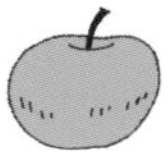

- ☐ キシリトールガムを噛むと、下痢や軟便になる

低FODMAP食事法を始めよう

低FODMAP食事法の進め方

Step 1 除去期（スタート〜3週目）

P148から紹介している食品リストで、高ＦＯＤＭＡＰのものをすべて食べるのをやめる。3週間控えることで、次のチャレンジ期でのおなかの反応がわかりやすくなる。

3週間

Point ① 玉ねぎとにんにくは少量でも影響がでやすく、加工食品にも含まれるものが多いので気をつける。

Point ② 果物は、高ＦＯＤＭＡＰでなくても果糖が含まれるので、食べすぎない。

Point ③ 飲み物は水がベター。緑茶、紅茶、コーヒーは無糖ならOK。

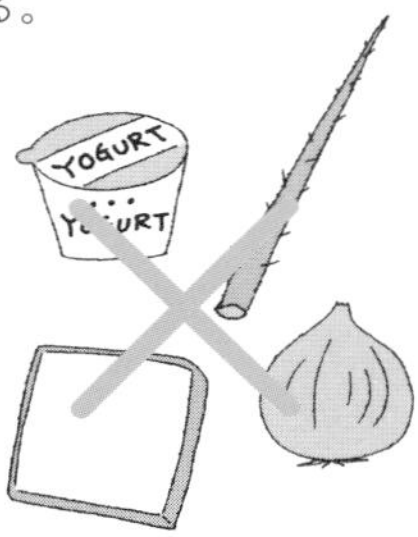

Step 2 チャレンジ期（4週目〜8週目）

除去期の低ＦＯＤＭＡＰ食を続けながら、ＦＯＤＭＡＰを1種類ずつ試していく。「傾腸（P145）」しながら、おなかの症状を確認し、自分に合わない糖質を見極める。詳しい進め方はP146を参照。

5週間

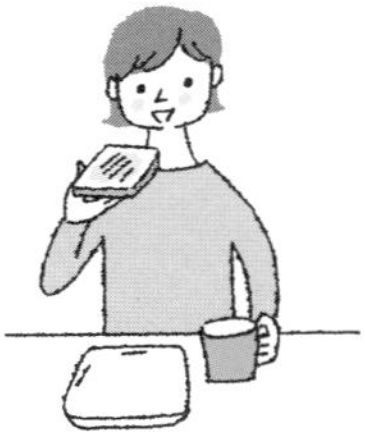

Step 3 チェック期

自分に合わないＦＯＤＭＡＰが特定できたら、そのＦＯＤＭＡＰを含む食品だけを控えた食生活を続ける。逆に食べられるＦＯＤＭＡＰ食品はしっかり食べよう。なお、加齢によって、以前ダメだったものが食べられるようになることもあるため、定期的にこのStep１〜３を実践してみよう。

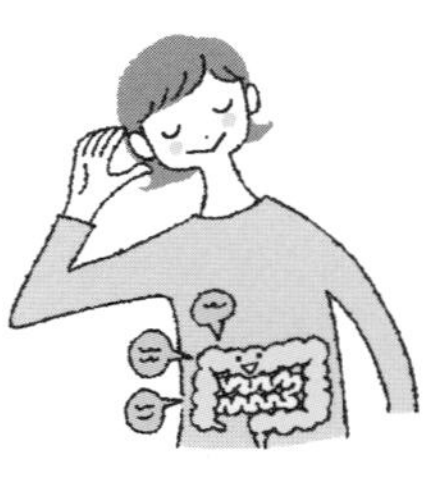

低FODMAP食事法で重要なのは、自分に合わないFODMAPを見極めることです。そのため、ひとつひとつのFODMAPを試しながら、何をどれだけ食べると、おなかにどのような症状が出るか、**自分の腸と対話しながら進めていくことがポイントです。これを傾聴《けいちょう》ならぬ「傾《けい》腸《ちょう》」と呼んでいます。**

まずは、3週間、FODMAPを完全に控えることからスタートしましょう。

ゆる低FODMAP食事法

食事のあとに下痢をすることがある、おなかの張りが気になるなど、大きく生活の質（QOL）を下げているわけではない人は、手軽にできる「ゆる低FODMAP食事法」を試してみましょう。FODMAPを1種類ずつ控え、症状の有無を確認していきます。

Step 1 フルクタンを3週間やめる
- 不調なし → そのままフルクタンを控える
- 不調あり ↓

Step 2 乳糖を3週間やめる
- 不調なし → そのまま乳糖を控える
- 不調あり ↓

Step 3 ガラクトオリゴ糖を3週間やめる
- 不調なし → そのままガラクトオリゴ糖を控える
- 不調あり ↓

Step 4 果糖を3週間やめる
- 不調なし → そのまま果糖を控える
- 不調あり ↓

Step 5 ポリオールを3週間やめる
- 不調なし → そのままポリオールを控える

高・低FODMAP食はP148～のリストを参照

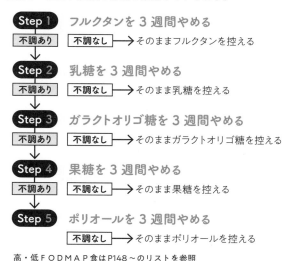

チャレンジ期の進め方

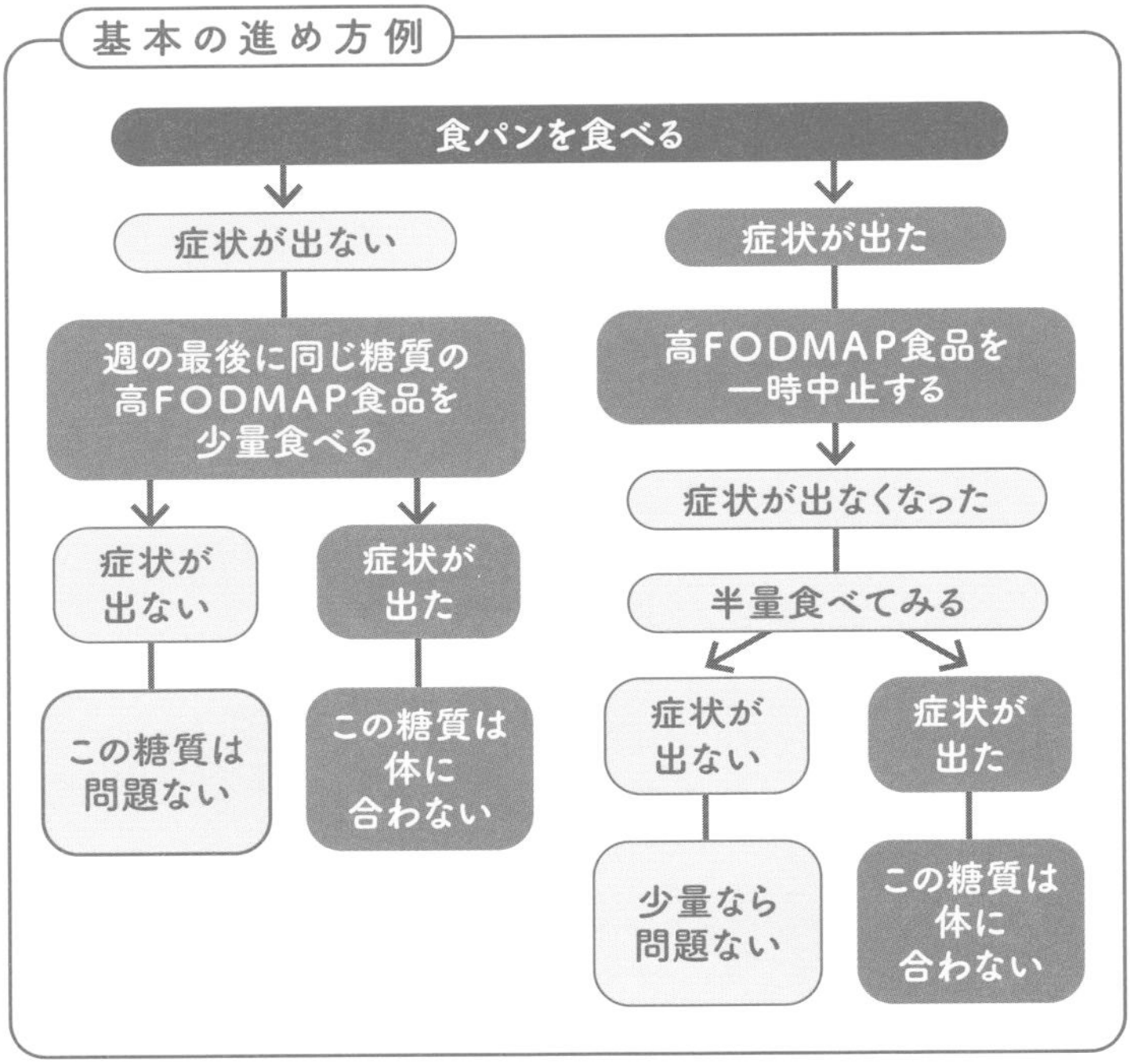

Point 1 1回の量は、少なすぎても多すぎてもダメ。1回分の目安量を参考に。

Point 2 1週間に1種類、1つの食品で試す。ほかの高FODMAP食品はとらない。

Point 3 症状が出ることも考え、夕食に行うのがおすすめ。

Point 4 飲み物は水に。

「傾腸」Check!

記録しておこう

- □ 食べたものと、食べた量
- □ おなかの張りはあるか（どの程度）
- □ おなかの痛みはあるか（どのあたり、どの程度）
- □ 便の回数、状態

5週間の進め方 ※分量は1回分の目安

1週目

フルクタンを試す

1週間食べ続けるもの

食パン（8枚切り1枚）または
にんにく（1片）

1週間の最後に食べるもの

玉ねぎ

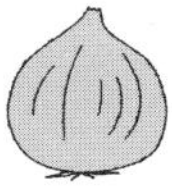

2週目

ガラクトオリゴ糖を試す

1週間食べ続けるもの

レンズ豆、ひよこ豆、いんげん豆
のいずれか（1/2カップ）

1週間の最後に食べるもの

絹ごし豆腐

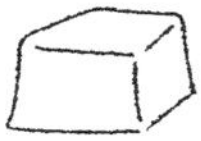

3週目

乳糖（ラクトース）を試す

1週間食べ続けるもの

牛乳（1/2～1カップ）または
ヨーグルト（170g）

1週間の最後に食べるもの

プロセス
チーズ

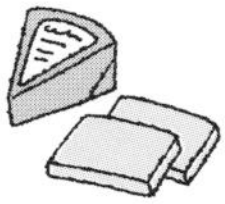

4週目

果糖（フルクトース）を試す

1週間食べ続けるもの

はちみつ（小さじ1）または
マンゴー（1/2個）

1週間の最後に食べるもの

アスパラガス

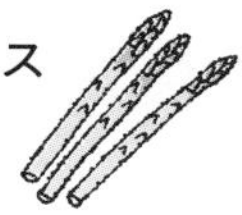

5週目

ポリオールを試す

1週間食べ続けるもの

桃（1/4個）、アプリコット（2個）、
きのこ類（1/2カップ）のいずれか

1週間の最後に食べるもの

りんご

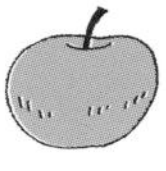

高・低FODMAP食品リスト

含まれる糖質の見方

[ガ] 発酵性オリゴ糖のガラクトオリゴ糖
[フ] 発酵性オリゴ糖のフルクタン
[乳] 発酵性二糖類の乳糖（ラクトース）
[果] 発酵性単糖類の果糖（フルクトース）
[ポ] 発酵性ポリオール（ソルビトール、マンニトールなど）

※低FODMAP食品でも1回の食事あたりの許容量（カッコ内の数値）が限られている場合もあるので気をつけましょう。

※Monash University等の資料をもとに江田証医師が作成。『腸を治す食事術』（江田証著／新星出版社）を参照。（無断転載を禁ず）

穀類

高

- 大麦 [ガ]・[フ]
- 小麦 [ガ]・[フ]
- もち麦 [ガ]・[フ]
- 食パン（小麦・大麦・ライ麦）[フ]
- うどん（小麦）[フ]
- パスタ（小麦）[フ]
- そうめん（小麦）[フ]
- ラーメン（小麦）[フ]・[果]
- シリアル（大麦・小麦・オリゴ糖・ドライフルーツ・はちみつを含む）[フ]
- ピザ [フ]
- とうもろこし [ポ]

など

低

- ごはん（米／精白米）
- ごはん（玄米）
- 米粉類
- もち米・もち
- そば（十割）
- シリアル（米）
- シリアル（オート麦）
- ビーフン
- フォー
- グルテンフリーの食品
- コーンスターチ

など

きのこ・海藻類

高

- しいたけ [ポ]
- えのき [ポ]
- マッシュルーム [フ]・[ポ]
- わかめ・昆布 [ポ]

など

低

- 焼き海苔
- 海藻麺

など

野菜・いも・ハーブ

高

- アスパラガス フ・果
- にら ポ
- さやえんどう ガ・フ・ポ
- スナップえんどう 果
- 玉ねぎ ガ・フ
- ゴーヤー ガ
- 長ねぎ フ
- カリフラワー ポ
- セロリ ポ
- ごぼう ガ
- にんにく フ
- キムチ フ
- さつまいも ポ
- 里いも ガ

など

低

- にんじん
- トマト
- 缶詰のトマト
- ブロッコリー (270g未満) フ
- かぼちゃ
- ほうれんそう
- チンゲンサイ (115g未満) ポ
- ピーマン (75g未満) ポ
- オクラ (90g未満) フ
- さやいんげん (125g未満) ポ
- キャベツ (100g未満) ポ
- 紫キャベツ (100g未満) ポ
- レタス
- 白菜 (500g未満) フ
- かぶ (100g未満) フ
- 大根 (280g未満) フ
- なす (182g未満) ポ
- きゅうり
- ズッキーニ (75g未満) フ
- もやし
- えだまめ (210g未満) フ
- たけのこ
- れんこん (150g未満) ガ
- しょうが
- パセリ
- ミント
- バジル
- じゃがいも
- こんにゃく

など

豆・大豆・ナッツ類

高

- ひよこ豆 ガ
- レンズ豆 ガ
- あずき ガ・フ
- あんこ ガ
- 絹ごし豆腐 ガ・フ
- 大豆 ガ・フ
- 豆乳 (大豆由来) ガ
- ピスタチオ ガ・フ
- カシューナッツ ガ・フ

など

低

- 木綿豆腐
- アーモンド (10粒以下) ガ
- ヘーゼルナッツ (10粒以下) ガ
- くるみ
- 栗
- ピーナッツ
- 松の実
- かぼちゃの種

など

果物

高

- りんご 果・ポ
- 桃 フ・ポ
- すいか フ・果・ポ
- なし 果・ポ
- グレープフルーツ フ
- メロン フ
- アボカド ポ
- 柿 フ
- 西洋なし 果・ポ
- さくらんぼ 果・ポ
- ざくろ フ
- ブラックベリー ポ
- いちじく 果
- グアバ 果
- プラム フ・ポ
- マンゴー 果
- アプリコット フ・ポ
- 干しあんず フ・ポ
- レーズン フ
- プルーン（ドライ） フ・ポ
- フルーツ果汁の多いジュース 果
- 梅干し（はちみつ入りのもの） 果

など

低

- バナナ（1本まで） フ
- いちご
- ぶどう
- キウイフルーツ（286g未満） フ
- オレンジ
- みかん
- レモン（187g未満） フ
- パイナップル（200g未満） フ
- ブルーベリー（50g未満） フ
- パパイヤ
- ココナッツ

など

肉・魚・卵

高

- ソーセージ フ

低

- 豚肉
- 牛肉（赤身）
- 鶏肉
- ベーコン
- ハム
- えび
- 卵
- 魚

など

乳製品

高

- 牛乳 乳
- 生クリーム 乳
- ヨーグルト 乳
- カッテージチーズ 乳
- クリームチーズ 乳
- リコッタチーズ 乳
- コンデンスミルク 乳
- プロセスチーズ 乳
- 乳糖を含む乳製品全般 乳

など

低

- カマンベールチーズ
- チェダーチーズ
- モッツァレラチーズ
- パルメザンチーズ
- ラクトース（乳糖）フリーの乳製品

など

菓子類

高

- ケーキ（ショートケーキ） フ
- パンケーキ フ
- 焼き菓子（ワッフル・クッキー） フ
- アイスクリーム 乳
- プリン 乳
- ミルクチョコレート 乳

など

低

- ポップコーン
- せんべい
- タピオカ

など

ドリンク類

高

- ウーロン茶 フ
- ハーブティー（強いもの） フ
- 昆布茶 フ
- チャイ フ
- マルチビタミンジュース 果
- エナジードリンク 果
- ポートワイン 果
- ラム酒 果

など

低

- 緑茶
- 紅茶（無糖・250ml未満） フ
- コーヒー（無糖）
- ココア（無糖）
- アーモンドミルク
- 水・ミネラルウォーター
- レモネード（無糖）
- クランベリージュース
- ビール
- ウイスキー
- ジン
- ウオッカ
- 甘くないワイン
- 甘くないスパークリングワイン
- 日本酒

など

※フルーツジュースで低FODMAPのものでも、「果糖ブドウ糖液糖」「高果糖液糖」が添加されているものは避ける。

調味料・スパイス類

高

- はちみつ 果
- オリゴ糖 ガ・フ
- コーンシロップ（果糖ブドウ糖液糖） フ
- ソルビトール、キシリトールなどの甘味料 ポ
- 固形スープの素 フ
- みりん ポ
- バルサミコ酢 果
- トマトケチャップ フ
- わさび（練り） ガ・ポ

など

低

- オリーブ油
- ごま油
- バター
- マーガリン
- ココナッツオイル
- マヨネーズ
- 砂糖（スクロース）
- デキストロース
- スクラロース
- 塩
- 酢
- しょうゆ
- トマトソース
- オイスターソース
- ウスターソース（105g未満） ガ・ポ
- マスタード
- みそ（75g未満） フ
- マーマレード
- メープルシロップ
- カレー粉
- 唐辛子（35g未満） フ

食事編　胃を助ける食品

キャベツ

胃薬の名前にもなっている「キャベジン（ビタミンU）」は、キャベツに豊富に含まれる栄養素。胃酸を抑え、胃の粘膜保護に働く。熱に弱く、冷やすと増える特性があるため、冷蔵庫で数日冷やし、せん切りキャベツなどで食べるのがおすすめ。

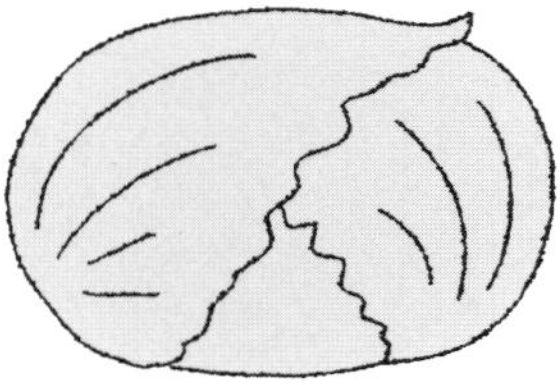

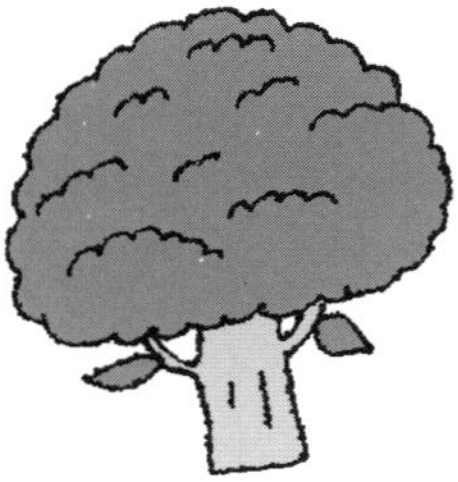

ブロッコリー

ブロッコリーやブロッコリースプラウトには、ファイトケミカルの一種の「スルフォラファン」が含まれ、ブロッコリースプラウトを1日70g、8週間とると、ピロリ菌（P106）の数が1/8まで減少する。

大根

大根には、「ジアスターゼ」や「プロテアーゼ」といった消化酵素が含まれ、消化を促進して胸焼けや胃もたれを防いでくれる。酵素の効果を効率よく取り入れるには、大根おろしが最適。

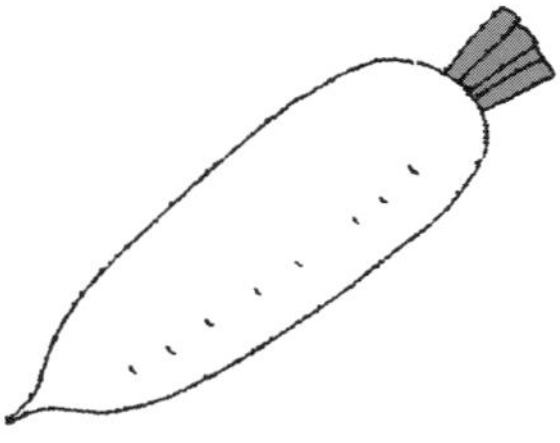

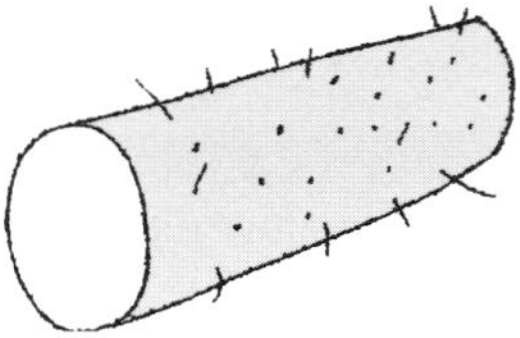

オクラ・長いも

オクラや長いものほか、里いもやモロヘイヤなどに含まれるネバネバ成分は胃の粘膜を保護し、便秘改善にも働く。

胸焼けをはじめとした胃のトラブルを抱えている場合には、**胃を保護したり、胃の働きを助けたりしてくれる栄養素や天然化学成分（ファイトケミカル）を含む食べ物**を、積極的にとるようにしましょう。食べ物がもつ天然パワーは、安全でおいしく摂取できるのがうれしいところ。それぞれの食品には効果的な食べ方がありますので、確認しながら、上手に毎日の食事に取り入れてみましょう。

海藻類

もずくや昆布、わかめなどの海藻特有のぬめりは「フコイダン」という成分で、ピロリ菌から胃の粘膜を守り、免疫力を高めたり、抗アレルギー作用がある。

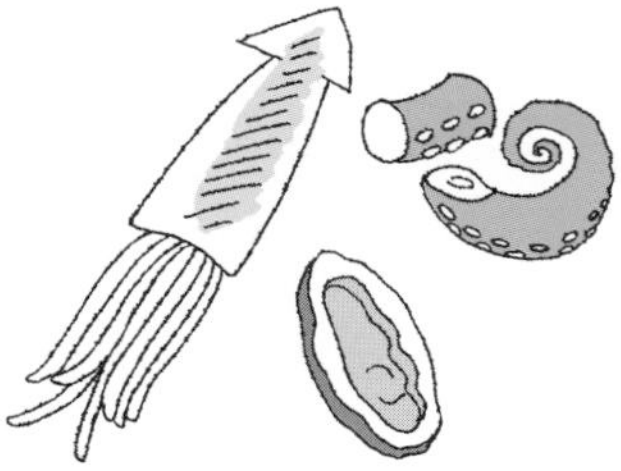

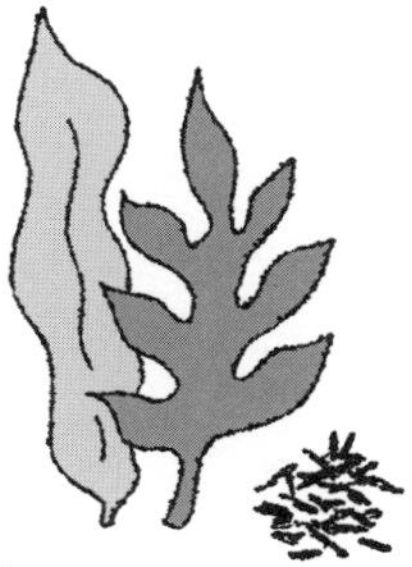

イカ・タコ・カキ

イカ・タコ・カキのほか、サザエやホタテなどにも含まれる「タウリン」。肝臓をサポートすることでも知られるが、胃の炎症を抑え、細胞障害から胃を守ることが報告されている。ビタミンCと一緒にとると効果的。

胃にNGの食材

胃の調子が悪いときは、消化の悪い食べ物は避けましょう。たとえば、脂身の多い肉類、食物繊維が多いきのこ類やたけのこなど。また、甘みが強い煮豆や、塩分の多い漬け物など、胃酸の分泌を高めるものも控えるのがベター。また、胃への刺激が強いアルコールや、コーヒー、濃い緑茶などもおすすめできません。

食事編

体質に合った水分補給を

1日1500mℓ以上の水分を摂取している人は快便

大学生の男性（166人）の水分摂取量別の排便状況の割合

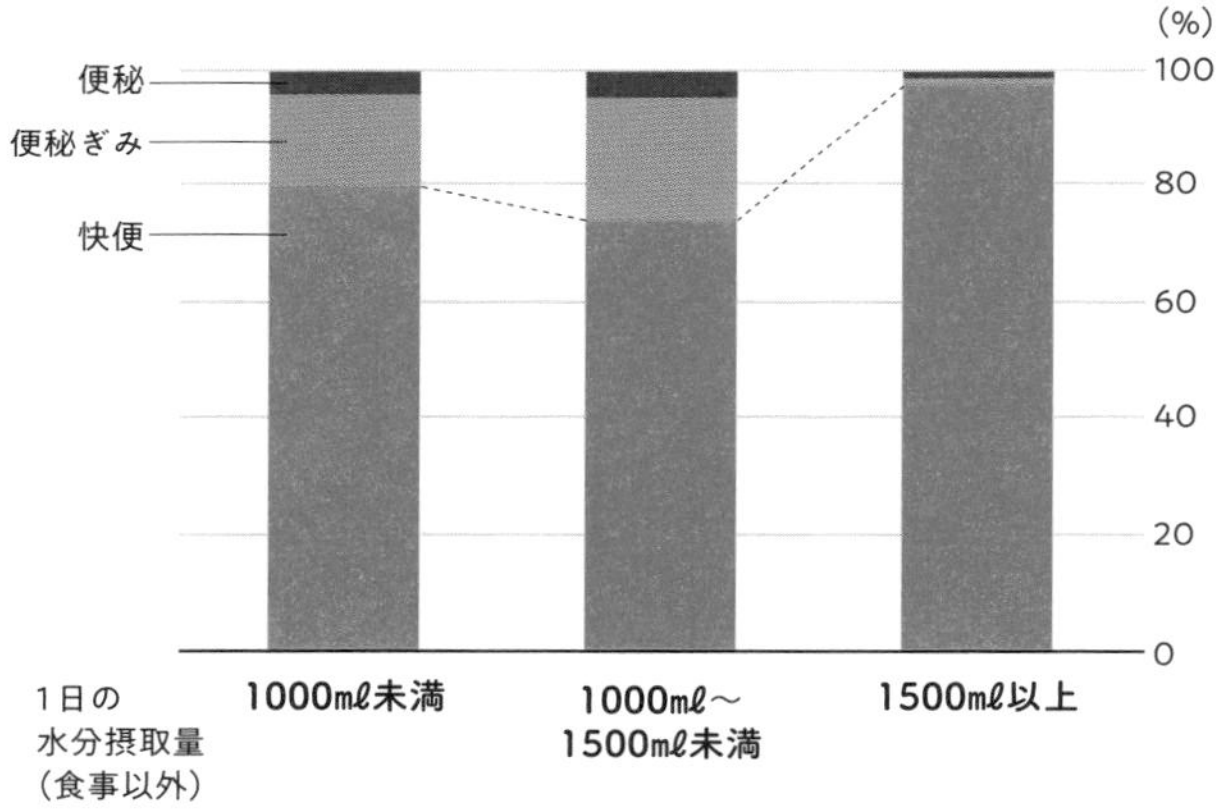

大学生を対象に生活習慣と慢性便秘の関係を調べた研究では、1日の水分摂取量が1500mℓ以上と答えた男性に快便の人の割合が高かった。

（出典）山田五月（2009）.大学生における慢性機能性便秘発現に及ぼす性および生活習慣との関連-横断的研究-栄養学雑誌,Vol.67,No4,157-167.をもとに作成

水分摂取のポイント

水分摂取は水でするのが基本ですが、緑茶に含まれるエピガロカテキンガレートは、究極の善玉菌といわれ、長寿地域の元気な高齢者の腸内に多い「アッカーマンシア・ムシニフィラ（P15）」を増やし、腸を整えます。
おなかの調子が悪い人は、果糖（果糖ブドウ糖液糖）の多い甘い清涼飲料水やフルクタンの多いウーロン茶には注意。

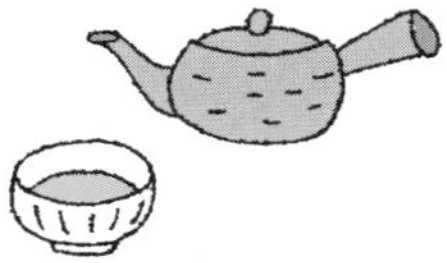

便秘の原因のひとつとして、腸管内の水分不足が挙げられます。日本消化器病学会の「慢性便秘症診療ガイドライン」では、**1日1500㎖の水分摂取をしている人は快便**だとしています。また、飲む水については、自分の体質に合わせて選びましょう。**便秘ぎみの人は、便が軟らかくなりやすい「硬水」が、下痢ぎみの人は、胃腸に負担をかけずに老廃物を排出できる「軟水」**が適しています。

便秘

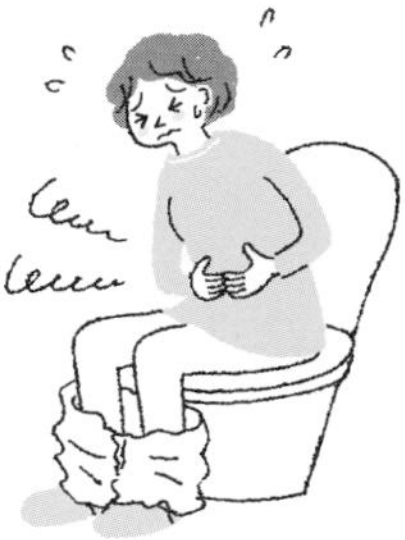

硬水

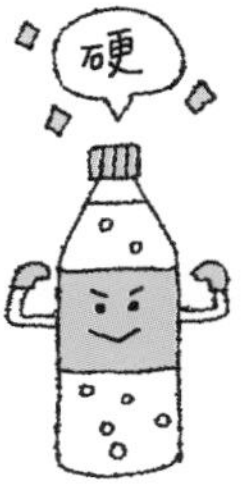

硬度が、一般的に301mg/ℓ以上のものが硬水。ヨーロッパ産のミネラルウォーターに多く、カルシウムやマグネシウムの含有量が多い。ミネラルが腸内に水分を引き込んで、便を軟らかくすると考えられる。

下痢

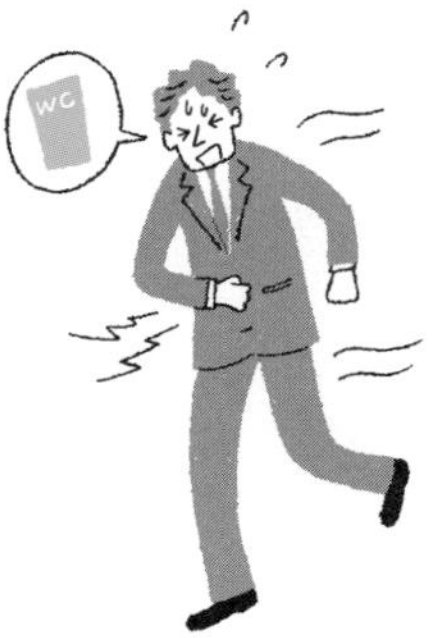

軟水

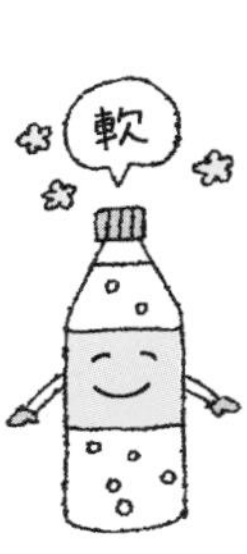

一般的に硬度が100mg/ℓ以下のものが軟水。日本産のミネラルウォーターに多く、口あたりが軽いのが特徴。体への吸収がよく、胃腸への負担も軽い。下痢ぎみの人は、下剤にも使われるマグネシウムの量に注意。

食事編　朝食は必ず食べる

腸内環境のためには、毎日3食をきちんと食べましょう。毎日決まった時間に食べることで、**消化管の体内時計が正常に働き、消化吸収の機能もよくなります。**

3食のなかでも、とくに**重要なのが朝食です。**朝に胃に食べ物が入って腸が刺激されると、便が直腸に運ばれ、快便につながります。つまり**朝食は、腸の「活動開始」のスイッチを押すための食事と**いえます。

朝食を抜くと胃が不調に

習慣的に朝食を食べている人が、1週間朝食を抜くと、空腹時の胃の運動が弱まってしまうことがわかりました。

しかも、朝食をまた食べ始めて1週間しても、胃の動きは落ちたままで、なかなか回復しないのです。

胃の動きと食欲とは関係しています。胃は朝動かさないと調子が悪くなるのです。

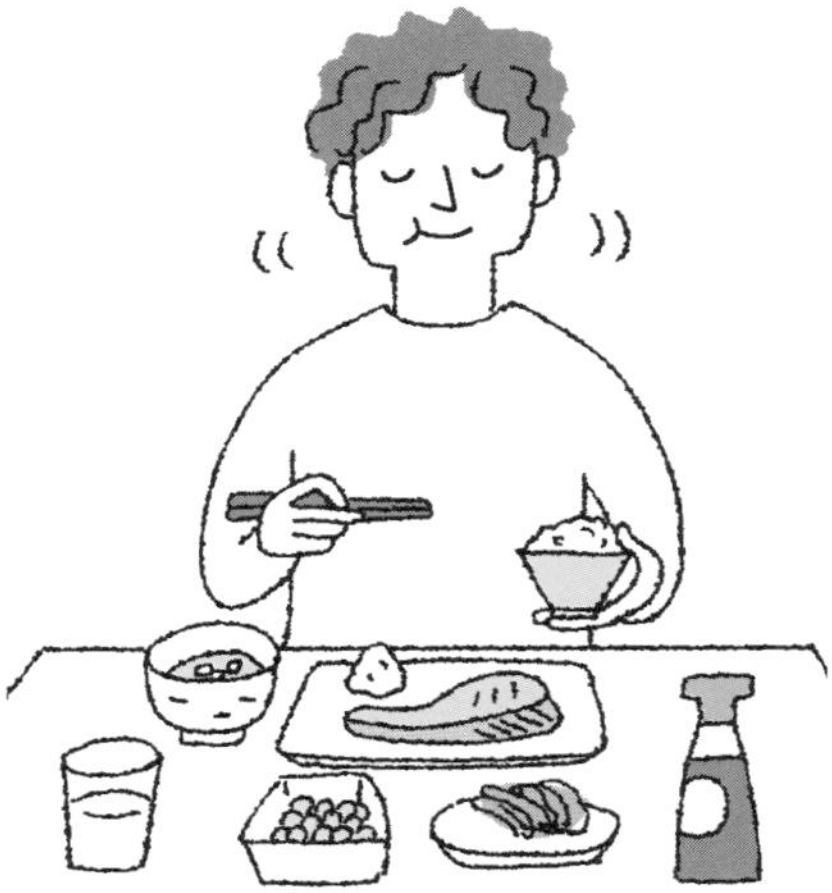

食事編　食事の間隔はしっかりあける

小腸は**MMC（伝播性消化管収縮運動）**によって、**腸内の食べ物の残りカスや老廃物を取り除いています。**このMMCがスタートするのは**食後2時間後**で、完了にかかるのは1時間45分ほど。その間に間食をするとMMCがストップしてしまうため、腸内環境のためにも、**食後の4時間ほどは間食をしない**ようにしましょう。つまり、空腹の時間をつくることは、腸を健康に保つ秘訣なのです。

腸のおそうじタイム「MMC」

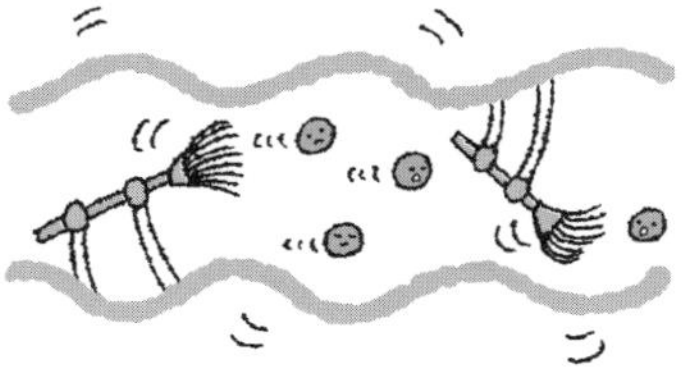

腸のハウスキーピングともいわれるMMC（Migrating Motor Complex）は、腸に残った食べ物のカスや腸内細菌の死骸などを肛門側へ押し出す運動。また、このMMCが起こることで、胃酸や胆汁、すい液などの分泌が増え、悪玉菌の処理も行われている。

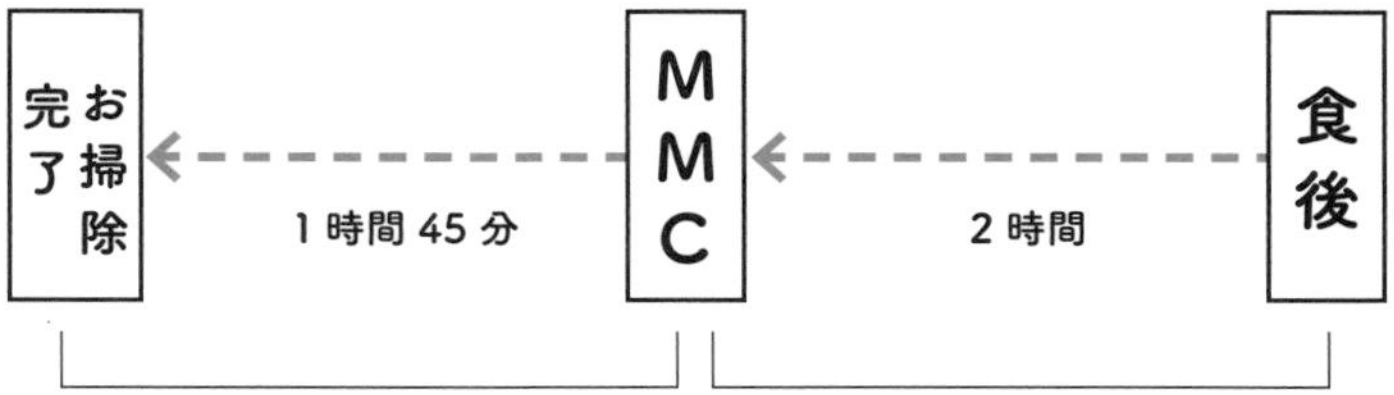

生活編

歯磨きで口腔環境を良好に

消化管のひとつである口は、腸とつながっています。口腔環境の悪化は、すなわち腸内環境の悪化につながります。

とくに、寝ている間は唾液の分泌が減り、細菌が繁殖しやすく、起床直後の口の中は細菌だらけ。そのまま**歯を磨かずに朝食をとってしまうと、食事といっしょに細菌もすべて腸に飲み込んでしまいます**。歯磨きは食後の習慣と思われがちですが、**朝食前の歯磨き**もぜひ習慣に。

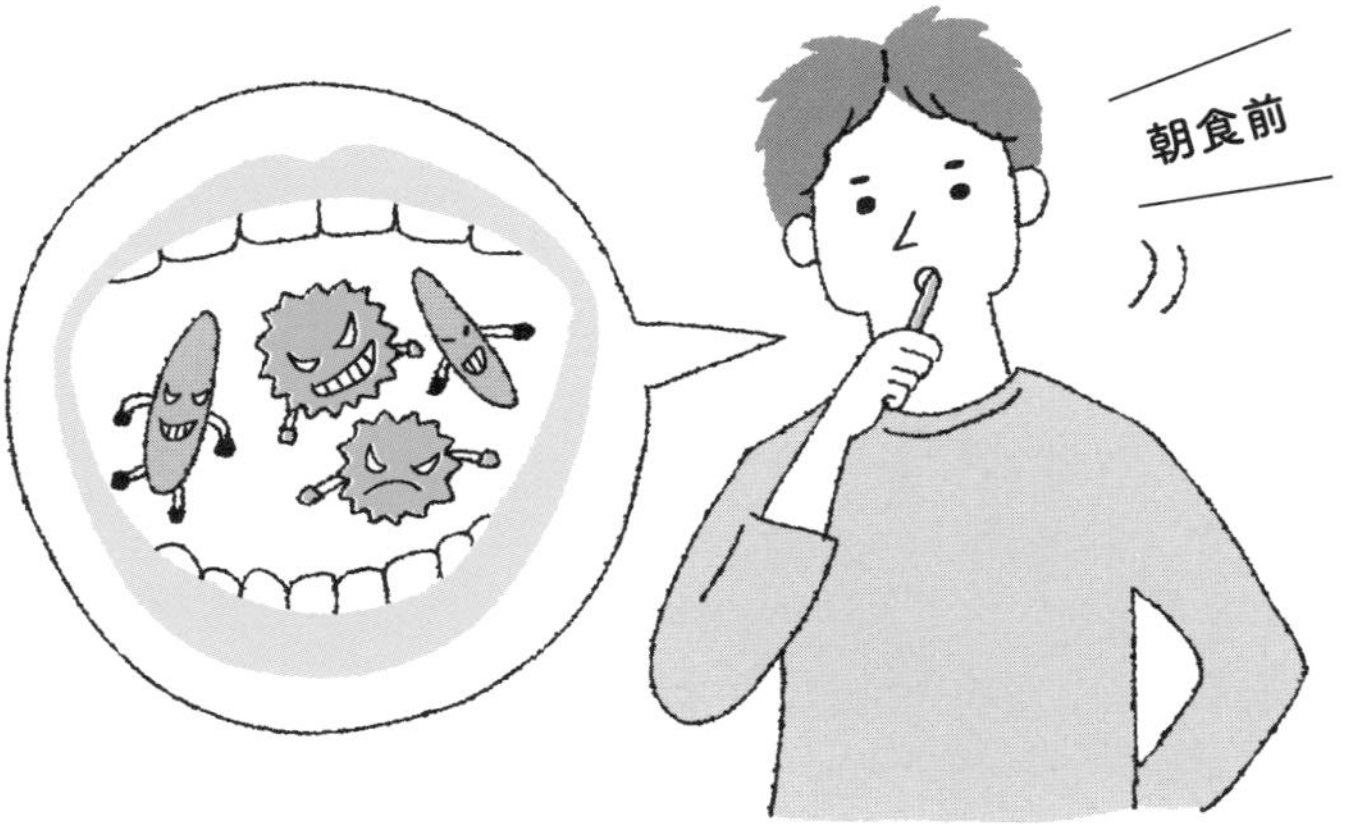

口臭や歯周病を引き起こす口腔内細菌である「フソバクテリウム・ヌクレアタム（P15）」は、大腸がんの原因菌ともいわれる。また、口臭のもとである硫化水素を生み出す硫酸還元菌が腸にいると、くさいおならに。これらの菌が腸に入り込まないためにも、歯磨き習慣を。

生活編　座りっぱなしはやめる

毎日6時間以上座りっぱなしでいると、大腸がんのリスクが増え、死亡率も高まるとされています。これには肝臓でつくられる胆汁がかかわっています。胆汁は、小腸で増えすぎた細菌を殺菌する働きがあるのですが、座っている時間が長いと、胆汁の流れが悪くなって殺菌できず、細菌が繁殖してしまいます。座り仕事のときには、1時間に1度は立ち上がるなど、こまめに動くようにしましょう。

こまめに立ち上がるクセを

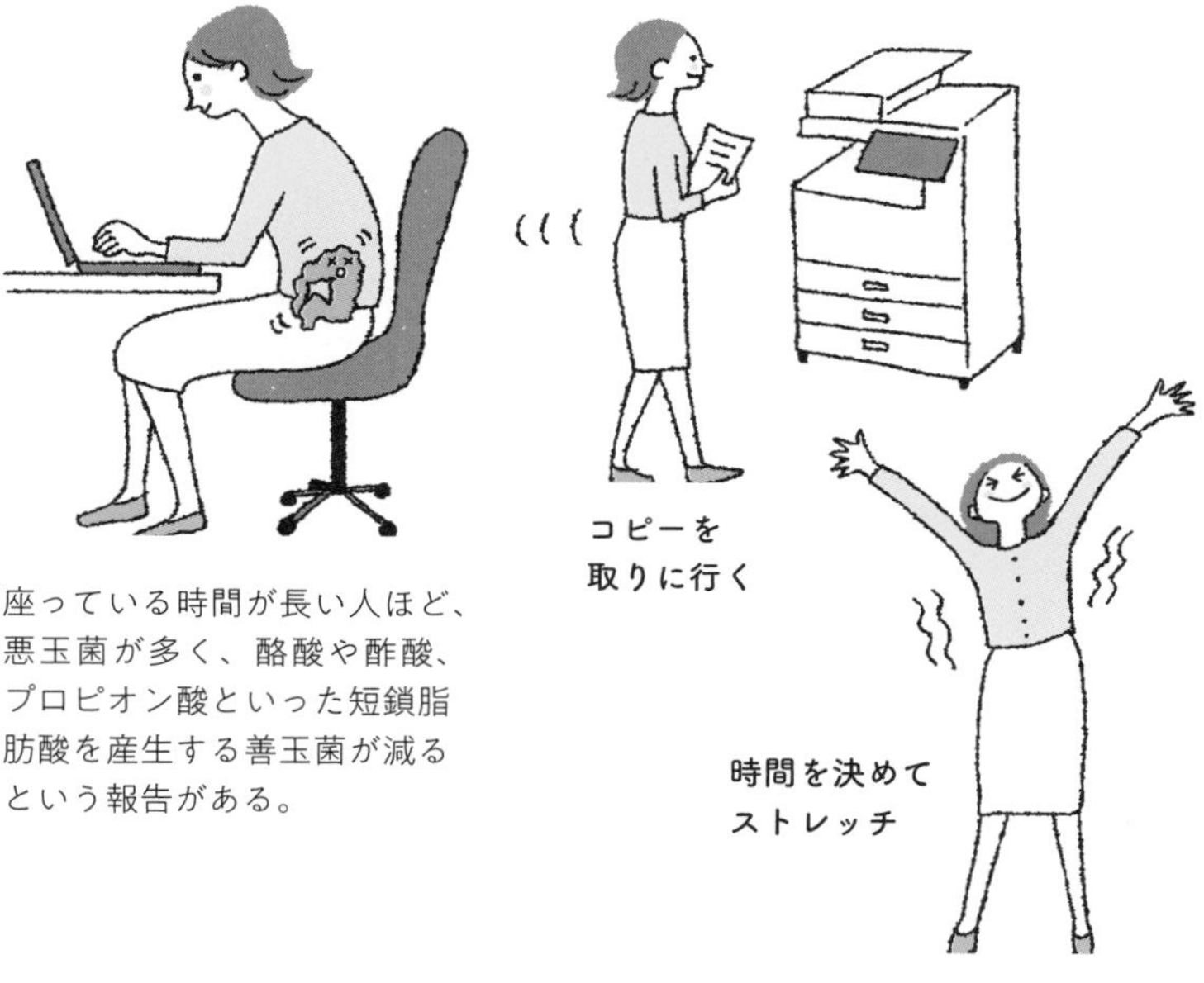
コピーを
取りに行く
時間を決めて
ストレッチ

座っている時間が長い人ほど、悪玉菌が多く、酪酸や酢酸、プロピオン酸といった短鎖脂肪酸を産生する善玉菌が減るという報告がある。

生活編 正しいトイレ習慣を

便秘解消には、毎日決まった時間に必ずトイレに入り、強くいきむことなく3分間ほどリラックスして便座に座ってみましょう。たとえ便が出なくても、「この時間はトイレで出す」というリズムを体に覚えさせれば、排便を習慣化することができます。

便が出ないときには、いったんトイレから出て手を冷たい水につける「寒冷刺激」をすると、自律神経が刺激され、腸の動きが活発になります。

排便のコツ

毎朝「決まった時間」にトイレに行く

「この時間は便を出す」というリズムを体に覚えさせる。

排便しなくてはと「あせらない」

あせると交感神経が優位になり、腸の動きが止まってしまう。深呼吸して、便がスルッと出ることをイメージしよう。

便意は「がまんしない」

便意をがまんすると、便をしたいという感覚が鈍くなり、便秘がひどくなる。

理想の排便姿勢を「3分」とる

便が出やすい排便姿勢をとり、出なくても3分で切り上げる。長くいきむのは肛門に負担をかける。

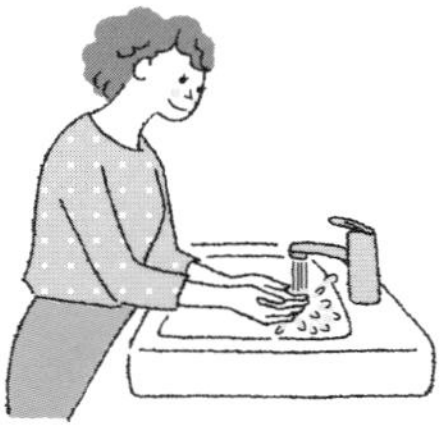

「寒冷刺激」を試す

出ないときは、手を冷水にあてて刺激を与えることで自律神経が反応し、便意をもよおすことがある。

理想の排便姿勢

イメージはロダンの「考える人」。S字結腸から直腸、肛門までがまっすぐになり、便が出やすくなる。

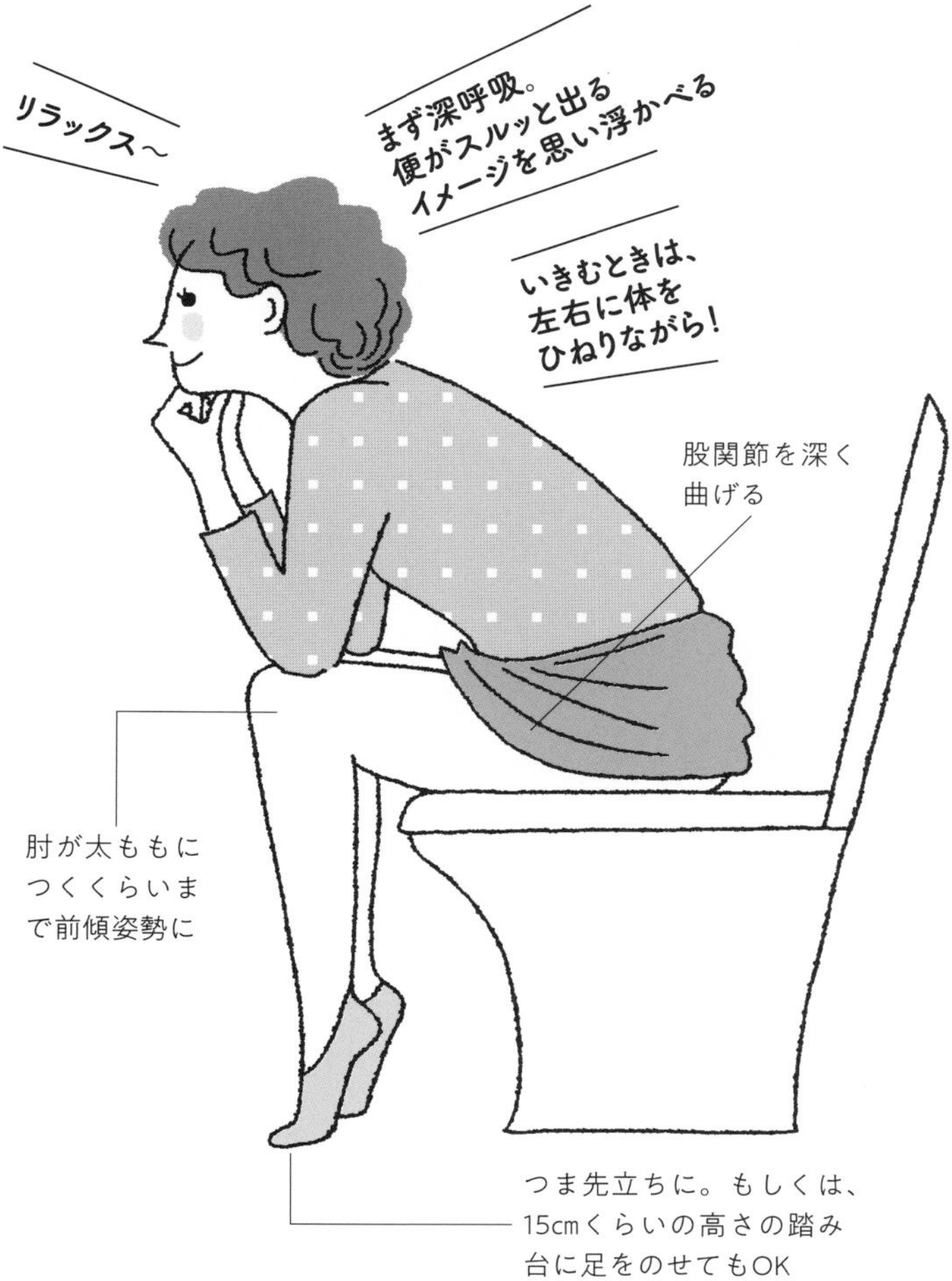
リラックス～
まず深呼吸。便がスルッと出るイメージを思い浮かべる
いきむときは、左右に体をひねりながら！
股関節を深く曲げる
肘が太ももにつくくらいまで前傾姿勢に
つま先立ちに。もしくは、15㎝くらいの高さの踏み台に足をのせてもOK

生活編　質のよい睡眠

ベッドでのスマホはNG

スマホやパソコンのブルーライトは、睡眠ホルモンといわれる「メラトニン」の分泌を抑制するため、寝つきがわるくなったり、眠りの質を下げてしまいます。メラトニンが増えると腸の不調が改善するというデータも。

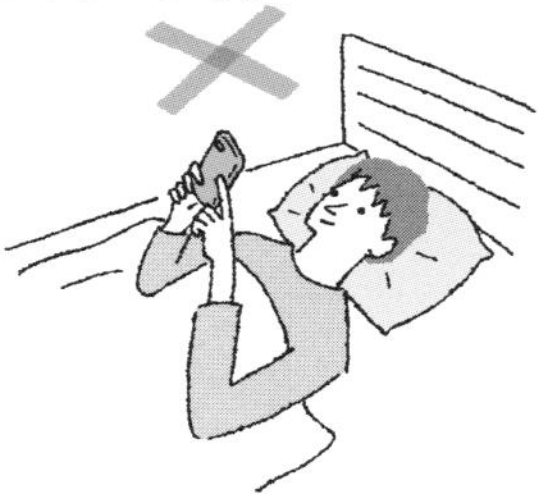

夕食は早めに

就寝中に胃に食べ物が残っていないよう、夕食は就寝4時間前までに。腸のお掃除（MMC）がスムーズになるだけでなく、夕食と朝食の間隔を長くすることで太りにくくなる効果も。

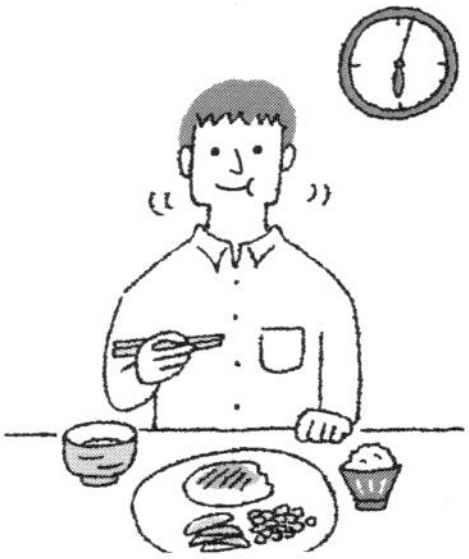

うつ伏せでガス抜き

おなかのガス溜まりが気になる人は、1分ほどうつ伏せになってガス抜きを。うつ伏せになると、おなかが圧迫されてガスが出やすくなります。ゴロゴロ横向きに回転するのも、腸の中のガス溜まりが抜けやすくなるので効果的。

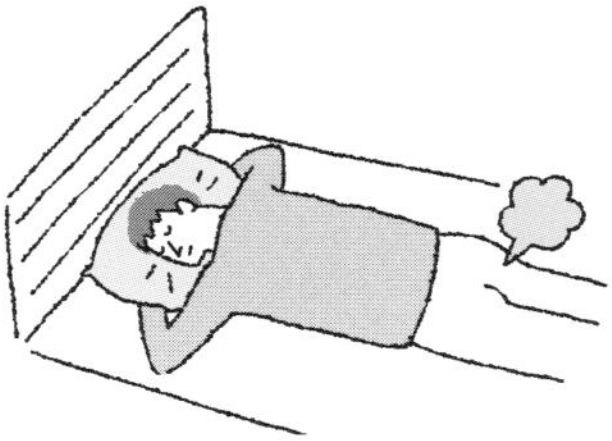

就寝前は照明を落とす

明るい照明も、「メラトニン」の分泌を妨げるため、できれば真っ暗にして寝るのがベター。夕方からは、光は白光色から暖色光へ変えると、リラックス効果から副交感神経が優位になり、よりスムーズな入眠に。

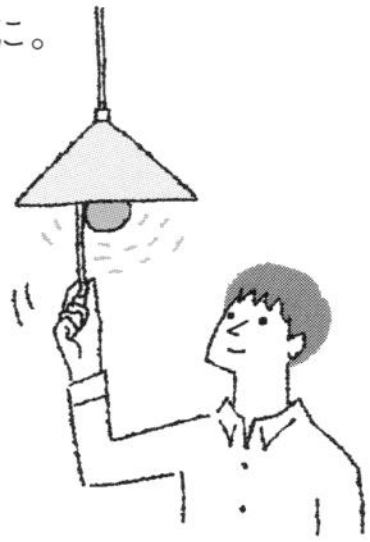

睡眠と腸には、深いつながりがあります。睡眠中に、小腸はお掃除活動であるMMC（P157）を行って腸内環境を整えますが、**睡眠が浅いと自律神経のバランスが崩れ、MMCがうまく機能しません。**つまり、睡眠が不十分だと腸の機能も悪くなるため、以下で紹介するように、早めに夕食を済ませたり、朝日を浴びたりといった、質のよい睡眠のための生活習慣を身につけましょう。

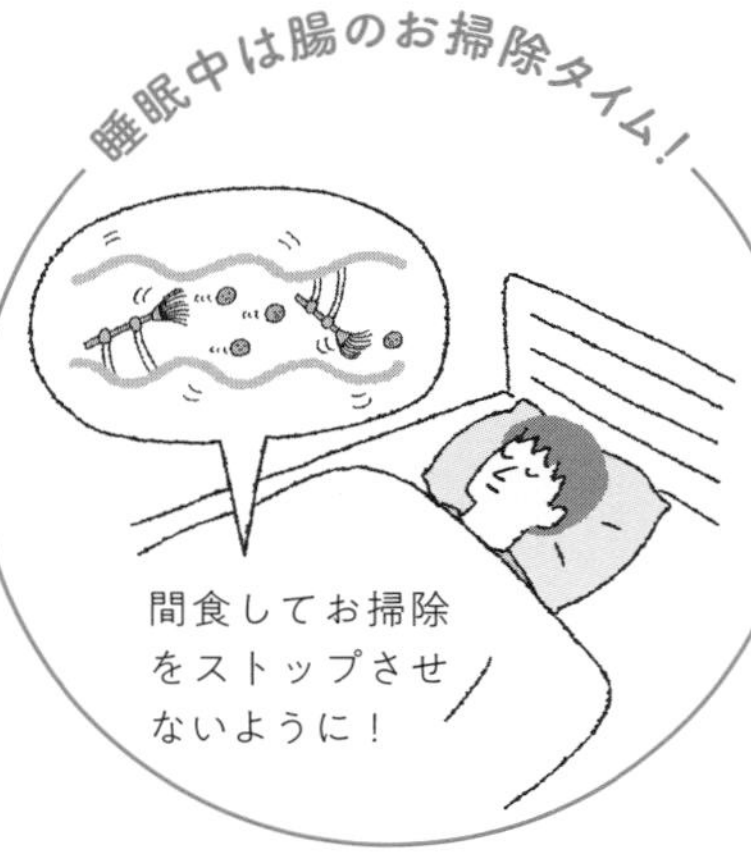
睡眠中は腸のお掃除タイム！
間食してお掃除をストップさせないように！

しじみ汁でメラトニン分泌アップ

しじみに含まれるオルニチンは、メラトニンの分泌を速やかに促します。夕食にしじみ汁を取り入れるのはもちろん、腸への負担が少ないため就寝前に飲んでも。

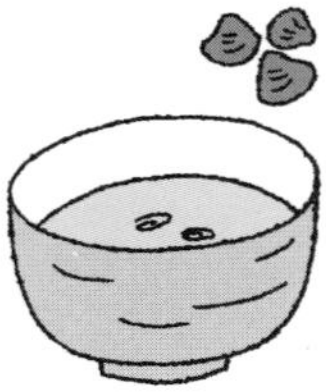

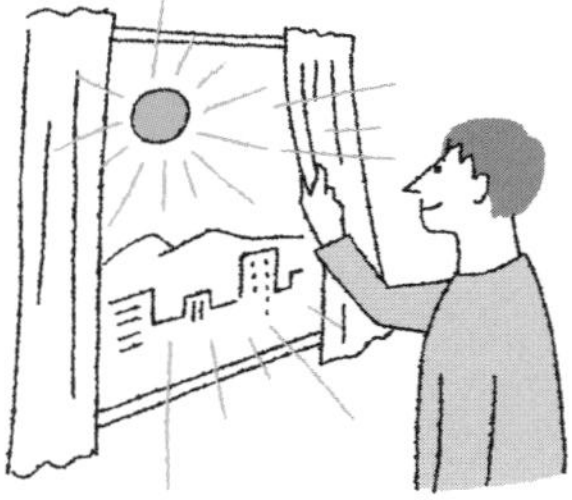

朝日を浴びる

ヒトの体内時計は、じつは毎日微妙にずれています。それを正しくリセットしてくれるのが朝日。朝日を浴びることで、睡眠リズムが整います。さらに、朝日は、メラトニンの材料となるセロトニンの分泌も促すため、朝起きたらまず、カーテンを開けて朝日をしっかり浴びましょう。

生活編 ストレスを溜めない

脳腸相関（Ｐ20）のところでもお話ししたように、腸の不調には、ストレスが大きくかかわっており、ストレスが大きくかかわっており、**こまめにストレスを解消することが大切です。**たとえば、笑顔を心がけて幸せホルモンの分泌を促したり、日記をつけてストレスを紙に吐き出したり。腹式呼吸でリラックスするのも有効。また、散歩などをして、**風や緑といった自然の「ゆらぎ」を感じることもリラックスにつながります。**

口角を上げて笑顔をつくる

笑顔が難しければ、口角を上げるだけでもOK。口角を上げると脳が笑っているのだと勘違いして、幸せホルモンといわれる「セロトニン」を分泌します。セロトニンが不足すると、気分が落ち込み、腸の動きも鈍くなってしまいます。他人に微笑みかけるのは、他人のためではなく、自分のためになることがわかります。逆にぶすっとしていると、セロトニンが不足してしまいます。

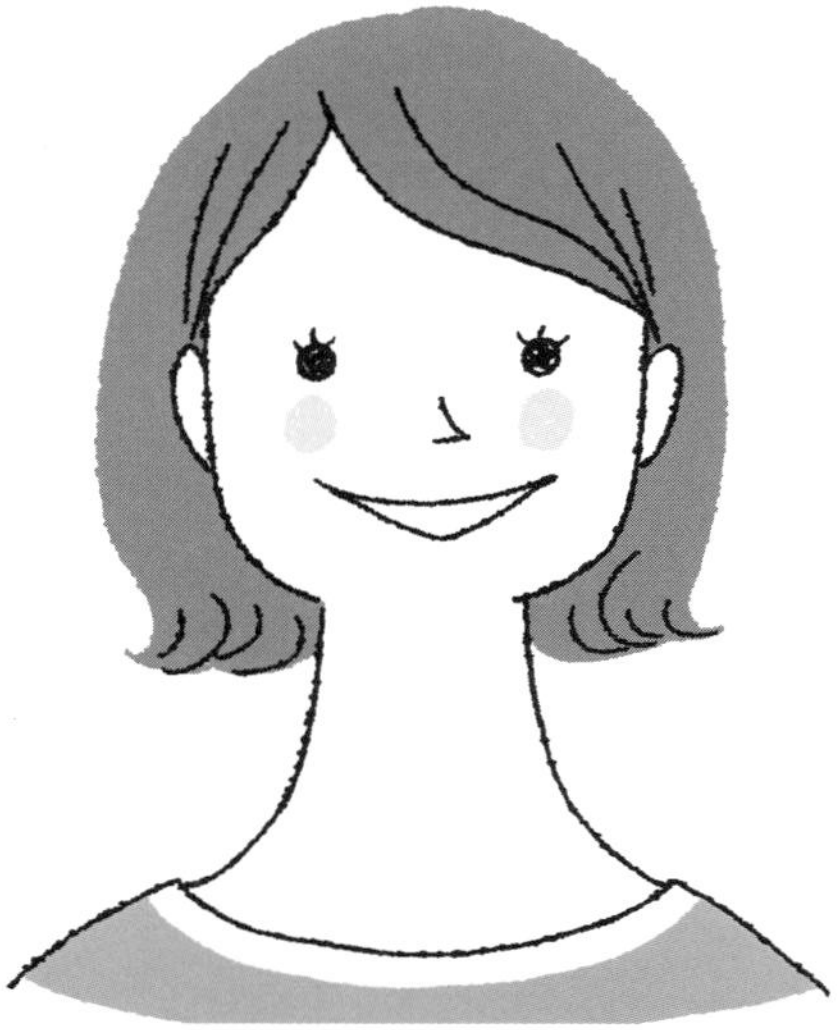

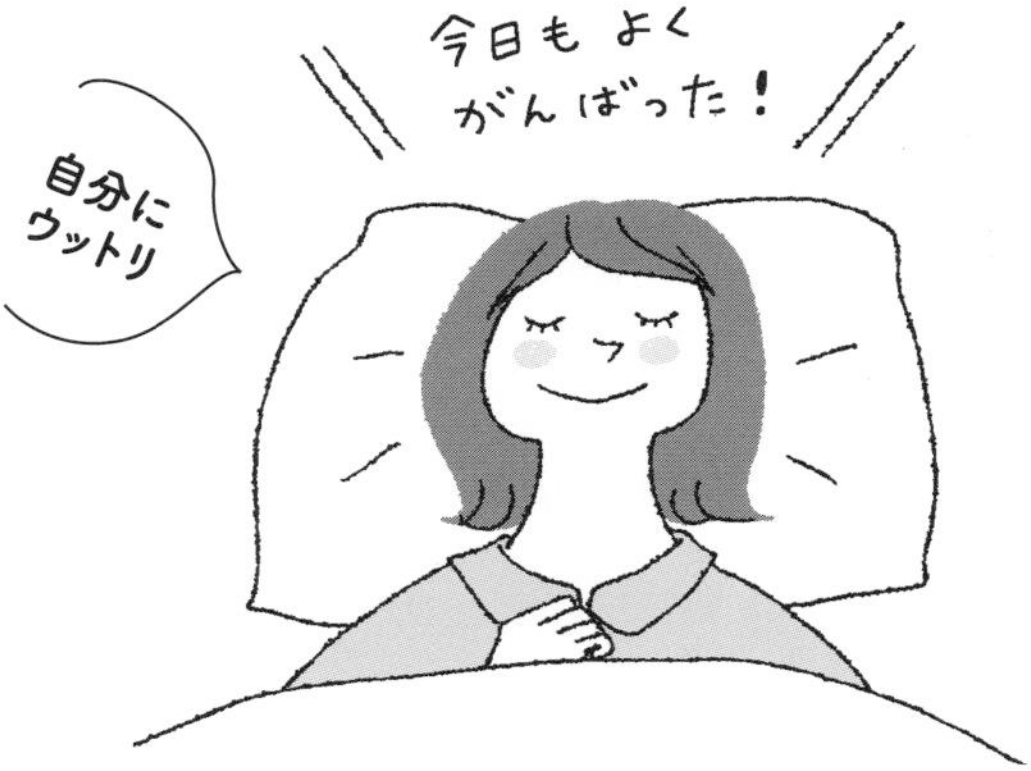

寝る前に自分をほめる

布団に入ったら、今日の自分をほめてあげて。自分に対してポジティブな印象をもつことは、心身の健康によい影響を与えることがわかっています。ストレスコントロールにも有効。

腹式呼吸

おなかに手をあて、おなかをふくらませながら鼻から空気を吸い込み、おなかをへこませながらしっかりと吐き切ります。吐くほうを意識するのがコツ。副交感神経が優位になるので、リラックスはもちろん、腸の動きを助け、また眠れないときにも効果的。

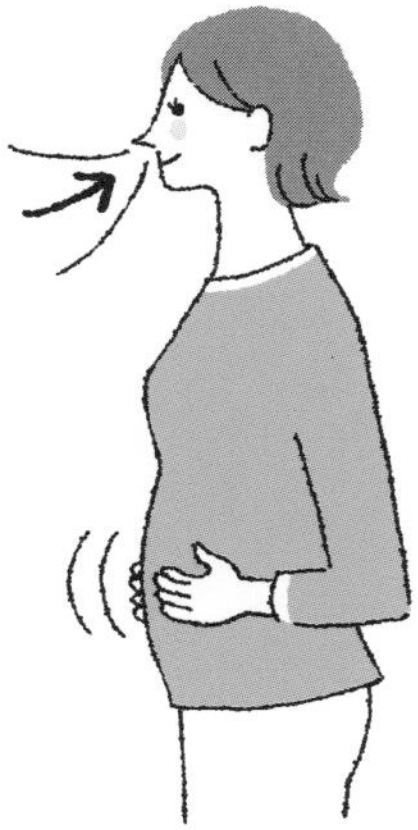

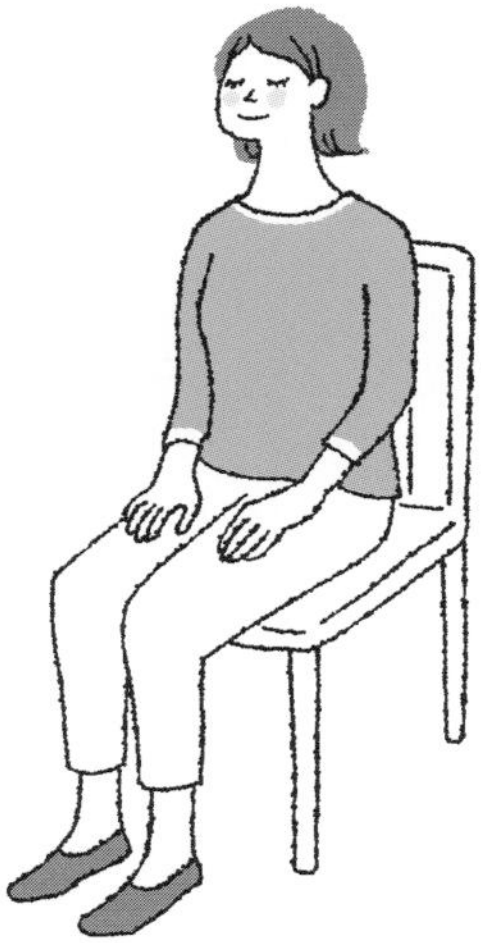

マインドフルネス瞑想《めいそう》法

今に意識を向け、過去の後悔や未来の不安から距離をおくのがマインドフルネスという瞑想法。目を閉じて呼吸に意識を向け、雑念が浮かんできても否定せず、呼吸に意識を戻すことをくり返します。心が穏やかになり、ストレスからも解放されます。

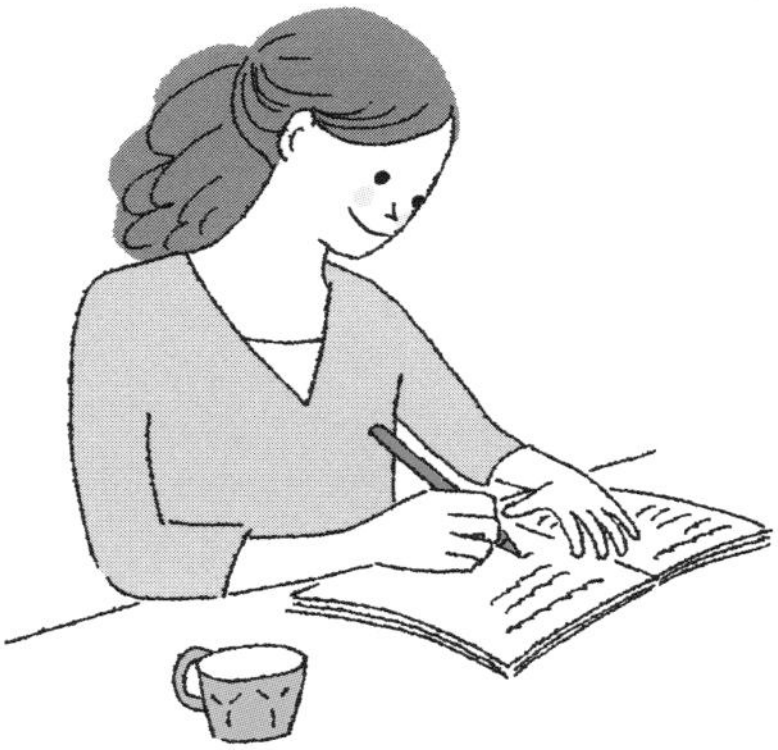

腸日記をつける

ストレスで腸の不調が起こると、腸の不調からまたストレスを招くという悪循環が起こります。今あるストレスをノートに書き出すことで発散し、ストレスを招く極端な考え方に気づき修正するために、日記が有効。便の状態や、食事の内容、不安なことや腹が立ったことのほか、うれしかったことも書き出してみましょう。「傾腸（P4・145）」にも役立ちます。

＼こんなことを書こう／

食事の内容以外にも、どんな考えが頭に浮かんだときにおなかの調子が悪くなるのかなど、自分で自分を観察してみよう。

- **食べたもの**
- **排便の有無（便の回数、便の硬さや色）**
- **腹痛の有無（いつ、どこが、どれくらい）**
- **おなかの張り（有無、どれくらい）**
- **胃腸で気になったこと（のどの詰まり、胸焼け、下痢など）**
- **心配なこと**
- **腹が立ったこと**
- **うれしかったこと　など**

日記で腹痛が改善

アメリカでの研究で、日常生活に支障をきたすような慢性腹痛のある10代女性を、3か月間日記を書く群と書かない群に分けて比較したところ、日記を書いた群では、６か月間での医療機関利用頻度が50％減っていた。

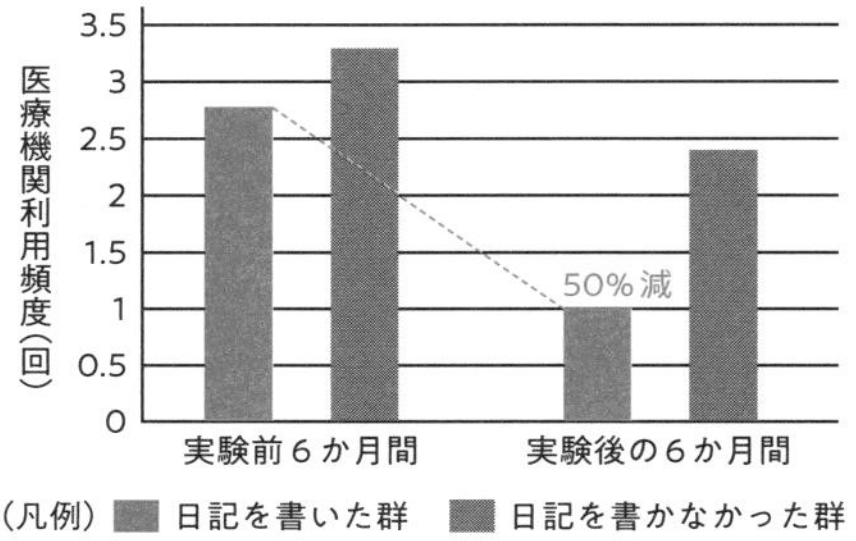

（出典）Wallander.J.L,.A.Madan-Swain,et al.(2011).”A Randomised Controlled Trial of Written Self-Disclosure for Functional Recurrent Abdominal Pain in Youth” Psychology & health 26(4):433-447 をもとに作成

不安階層法

不安や心配事があると、おなかが痛くなったり便意をもよおす過敏性腸症候群（P27・86）の人に有効なのが、認知行動療法で取り入れられている「不安階層表」を使ったメソッドです。不安に感じる状況を、不安のレベル順に書き出し、レベルが低いことから順にチャレンジしていきます。あえてストレスにさらすことで、体を不安に慣らすのです。仕事などでどうしても向き合わなくてはならないストレスに対して有効です。

不安階層表の例

不安なこと

バスが苦手。バスに乗ると思うとおなかが痛くなる

レベル0　バスには乗らない

レベル10　バス停まで行く

レベル30　1停留所だけ乗る

レベル50　空いている時間帯に5停留所だけ乗る

レベル75　通勤の時間帯に5停留所だけ乗る

レベル90　空いている時間帯に会社まで乗る

レベル100　通勤の時間帯に会社まで乗る

まずはレベル10からチャレンジし、クリアできれば次のレベルへ。いきなり大きな目標にチャレンジせず、目標までを小さなステップで刻《きざ》んで、少しずつ進んでいこう。ひとつクリアできたことが自信になって、次第に不安が小さくなり、そのことによるおなかの不調も改善されていく。

生活編　お風呂でリラックス

腸に冷えは禁物です。おなかに手をあてて冷たさを感じたら、腸が冷えているサイン。そんな状態では、腸の運動機能が低下し、便秘や下痢を引き起こしてしまいます。腸を温め、機能を活性化させるためには、毎日湯船につかって入浴をするようにしましょう。**38度ほどのぬるま湯で15分ほど半身浴**するのが効果的。副交感神経が優位になり、腸への血行が促進され、またリラックス効果も高まります。

ぬるま湯で半身浴

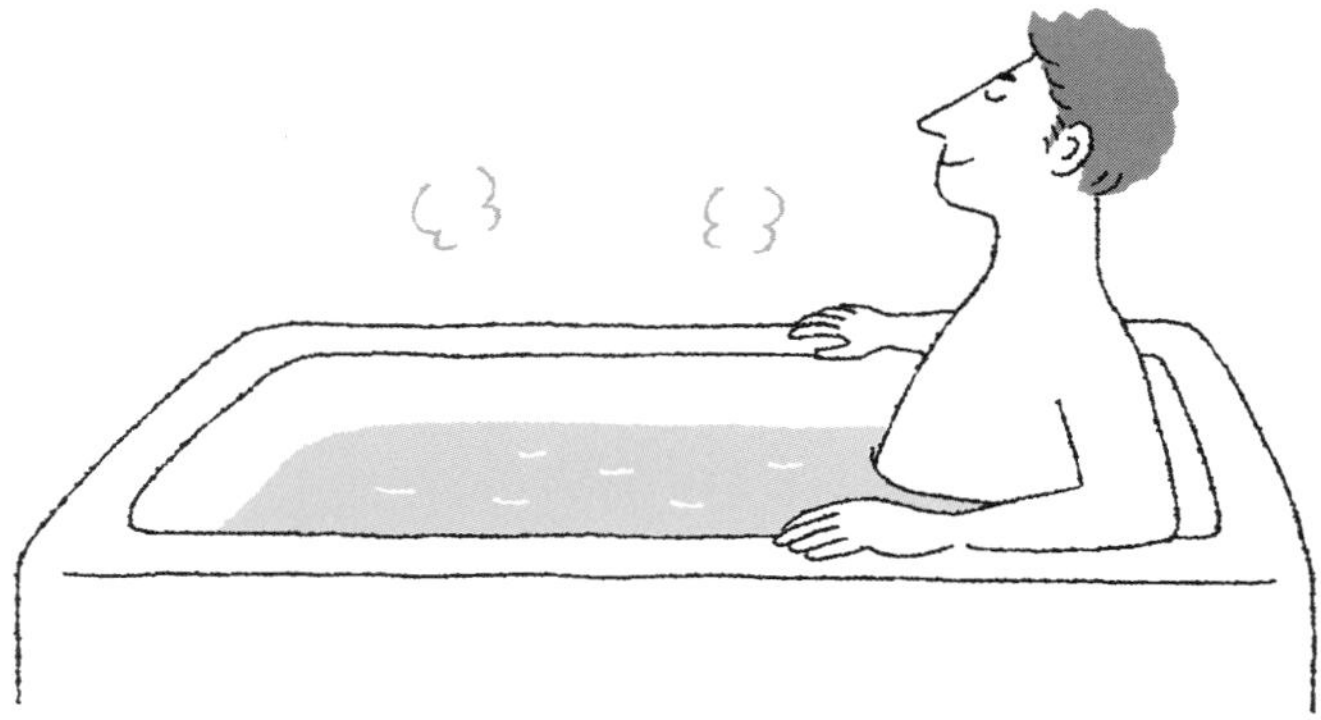

湯船に植物油などに混ぜた好みのアロマオイルを数滴たらしたり、好きな音楽を聴きながら入浴すれば、リラックス効果が倍増します。

なお、熱いお湯や長時間の入浴は交感神経を優位にさせ、腸の活動が抑制されるほか、睡眠の妨げにもなるため、注意を。

生活編 たばことアルコールはNG

過敏性腸症候群（P27・86）や**SIBO**（P28・91）の人がアルコールを摂取すると、**腸粘膜が刺激され、おなかの調子が悪化します**。また、アルコールの過剰摂取は、**善玉菌のひとつである乳酸菌や、腸内環境を保つ短鎖脂肪酸を激減させて**しまいます。

喫煙には同様の悪影響があるうえに、腸内細菌が毒素をつくるスイッチをオンにしてしまうため、**腸内細菌の毒性**が高くなるとされています。

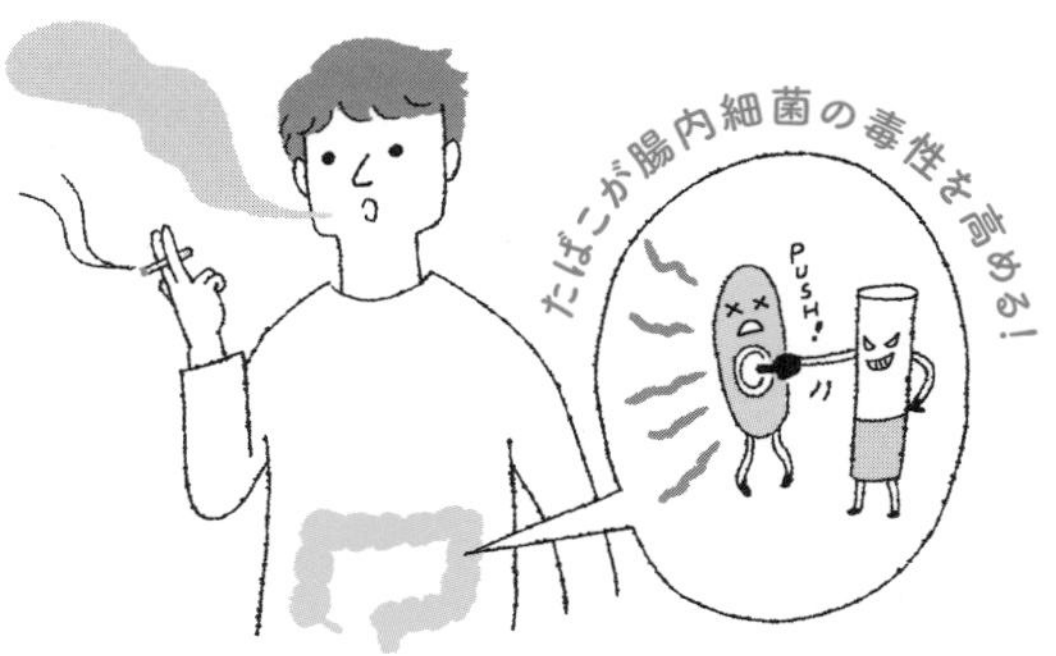

アルコールの種類に注意

過度なアルコール摂取は、とくに胃の入り口部分のがんや食道がんと深く関係している。アルコールを飲む場合、過敏性腸症候群の人なら低FODMAPのビール、日本酒、ウイスキー、ジンはOK。高FODMAPのラム、りんご酒、ポートワインのような甘いワインや高FODMAPの果物でつくられたカクテルには注意。どちらかといえば、赤ワインより白ワインのほうが耐性があり安全。

運動編 腸マッサージ

小腸を刺激

「J」の字マッサージ

右手をバウヒン弁の上に、左手を腸の左上あたりにおき、左手で「J」の字を書くようにバウヒン弁に向けてマッサージ。

おなかのマッサージは“腸が元気になる”とイメージしながら行うと、実際におなかの不調に効果があることが研究で確かめられています。

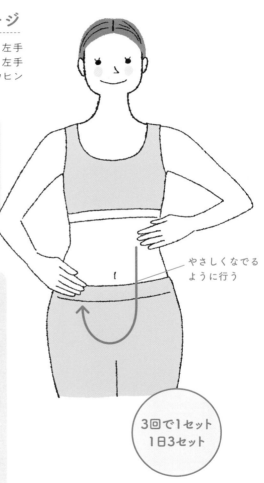

3回で1セット
1日3セット

バウヒン弁の見つけ方

バウヒン弁は小腸と大腸の境目にあって、逆流を防いでいる弁です。おへそと、右の上前腸骨棘（腸骨の出っ張り部分）を結んだ線の、腸骨側1/3のあたりにあります。

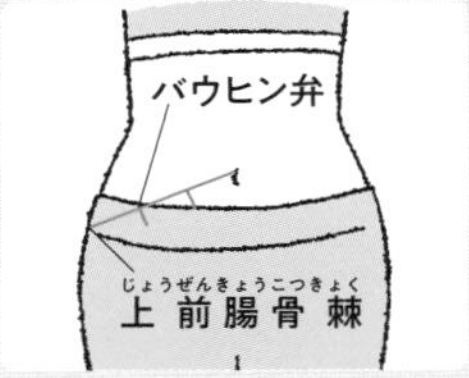

小腸と大腸の境目のバウヒン弁（P93）を刺激しながら小腸の働きをよくする「Jの字マッサージ」と、大腸を刺激する「のの字マッサージ」で、腸の血流を上げ、腸を活性化させましょう。

腸を外からもみほぐすことで、腸管神経系を刺激し、自律神経の乱れを改善。また血流がよくなってぜん動運動も活発にします。

起床後と就寝前に行うのが効果的です。

大腸を刺激
「の」の字マッサージ

まず、バウヒン弁の位置を確認し、おなかに「の」の字を書くイメージで大腸に沿ってへその下までマッサージする。

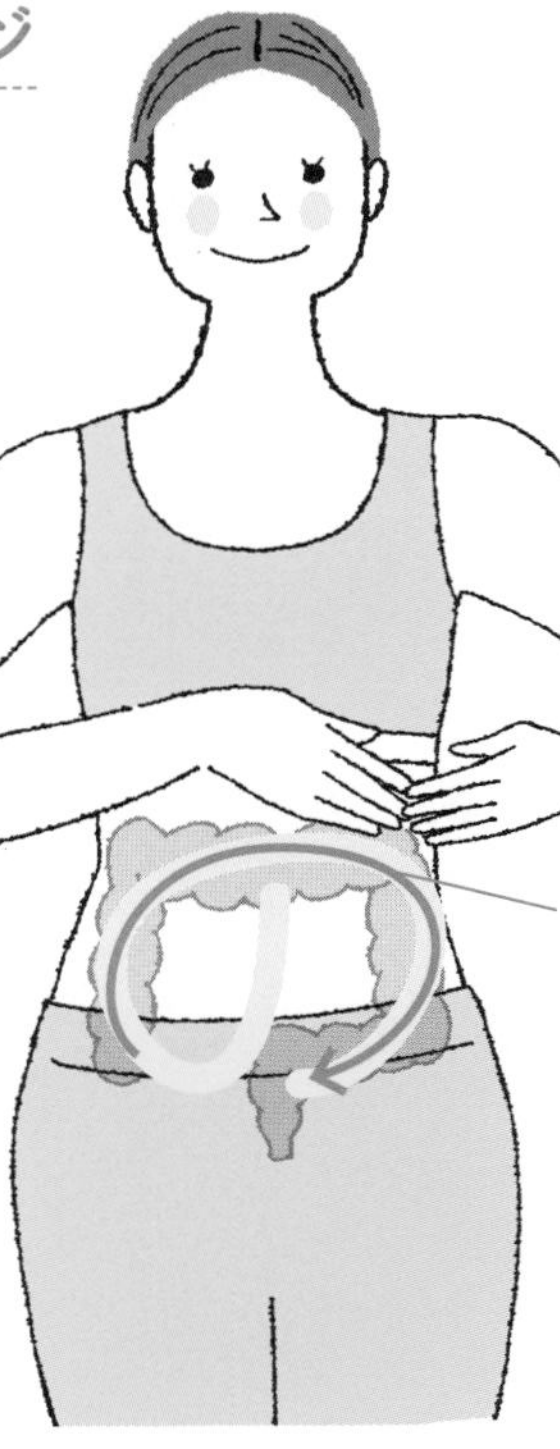
大腸の左上を通るように意識する
強く押さえすぎない

3回で1セット
1日3セット

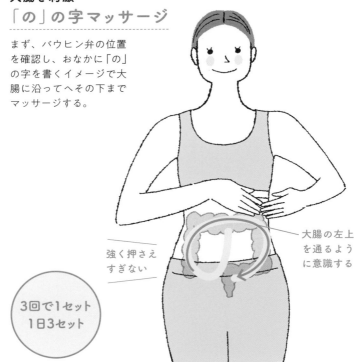

運動編 骨盤底筋トレーニング

仕事中やテレビを見ながら
座って

1. 脚を肩幅に開き、足の裏は床にぴったりつける。
2. 肛門まわりの筋肉をぎゅーっと引き締めて5秒キープしてから、ゆるめる。

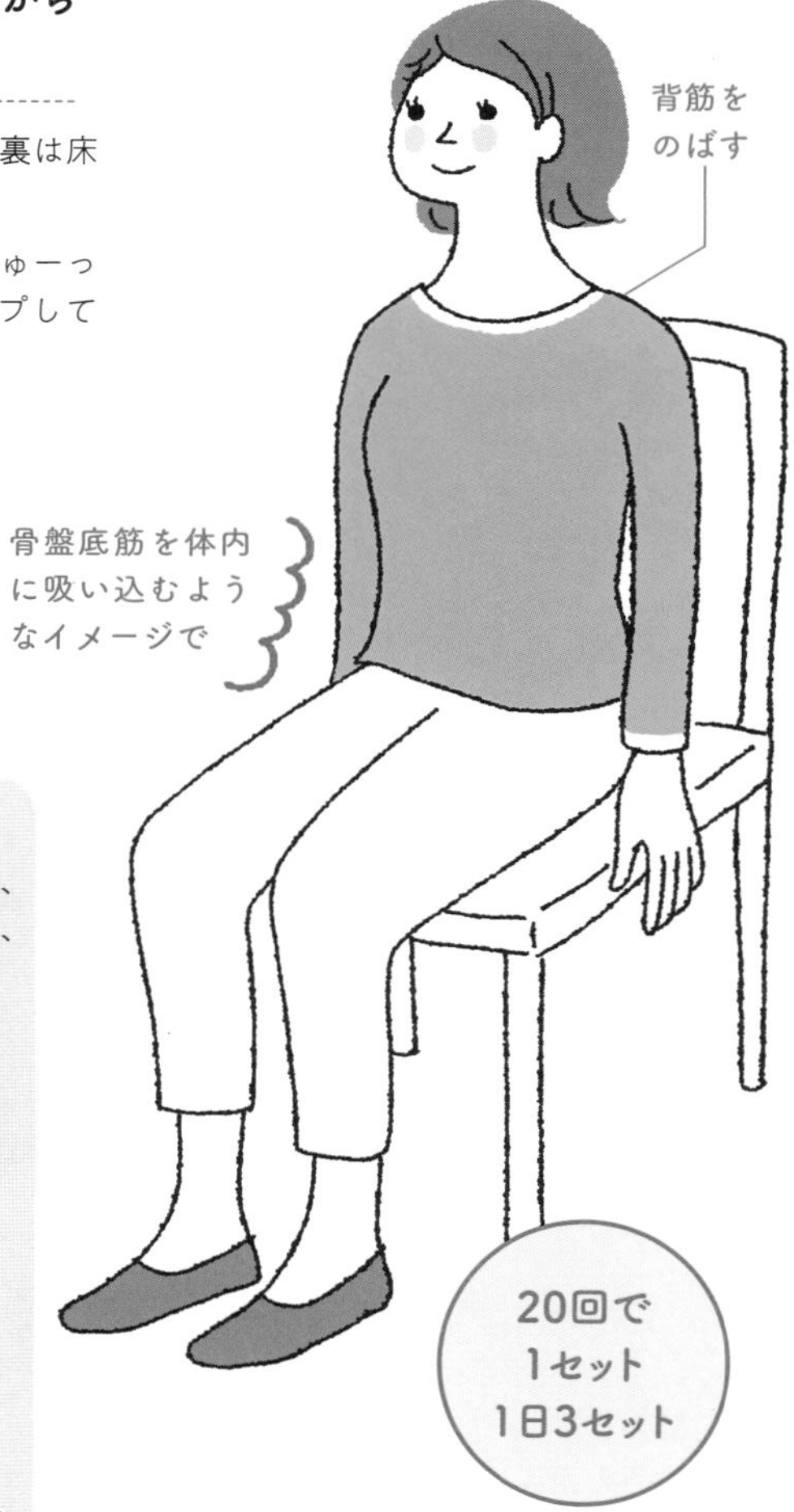
背筋を
のばす
骨盤底筋を体内
に吸い込むよう
なイメージで
20回で
1セット
1日3セット

骨盤底筋群とは?

骨盤の下部にあり、膀胱、子宮、直腸や、恥骨、尾骨、仙骨などの骨を支える筋肉の総称。便を押し出したり、尿道を閉めて尿もれを防ぐ働きがある。

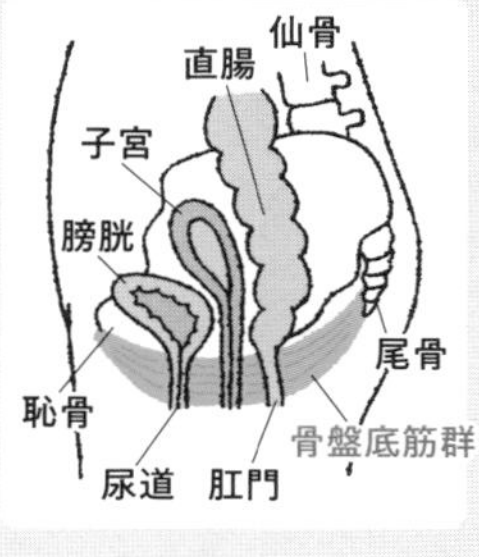

便秘の原因には、骨盤底筋群の衰えがあります。**骨盤底筋群は、便を押し出すためにも働く筋肉で**、加齢などでゆるんでしまうと便秘になりやすく、尿もれや便失禁の原因にもなります。

そこで、骨盤底筋トレーニングで、**筋力の衰えを防ぎ、排便力を高めましょう。**座って行うほか、仰向け、立位でも行えるので、仕事や家事の合間に、やりやすい方法で取り組んでみてください。

起床時や寝る前に布団の中で
仰向けで

20回で
1セット
1日3セット

腸を支える筋肉もきたえられる

1. 仰向けに寝て、脚を肩幅に広げて軽く膝を立てる。両腕は手のひらを下にして、体側にのばす。
2. 肛門を閉めながら腰を上げる。5秒キープしてから、ゆっくりおろす。

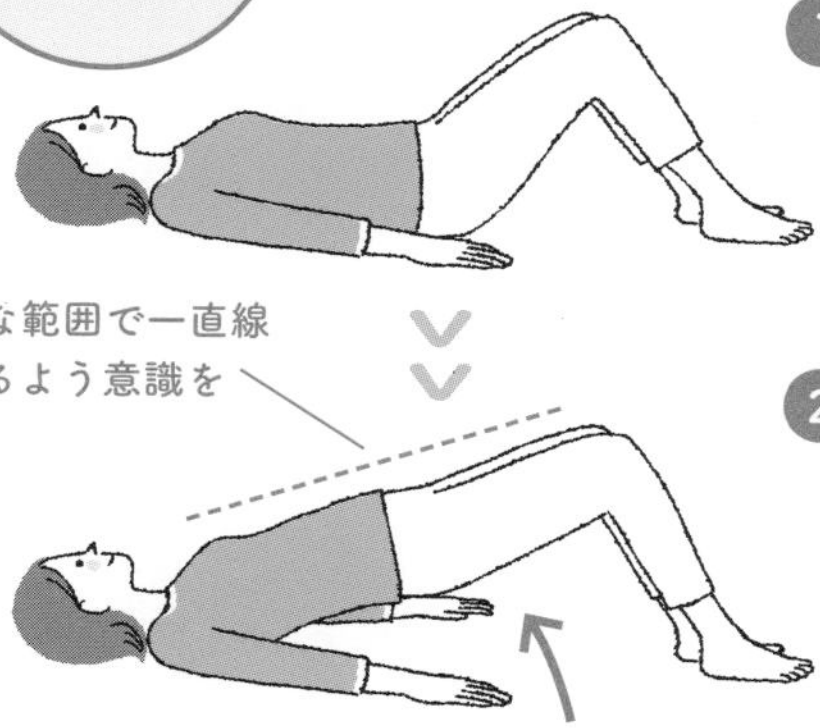

可能な範囲で一直線になるよう意識を

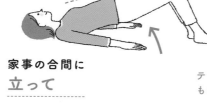

家事の合間に
立って

1. 脚を肩幅に広げて立ち、テーブルなどに両手をおく。
2. 少し両手に体重をかけ、肛門まわりの筋肉をぎゅーっと引き締めて5秒キープしてから、ゆるめる。

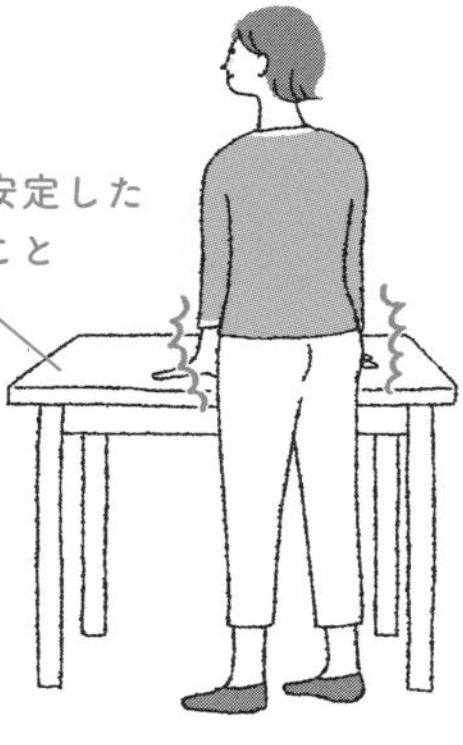

テーブルは安定したものを使うこと

20回で
1セット
1日3セット

運動編 # 排便力向上スクワット

椅子を使って スクワット

3回で1セット
1日3セット

❶
安定した椅子の背やテーブルに両手をつき、軽く脚を開いて立つ。

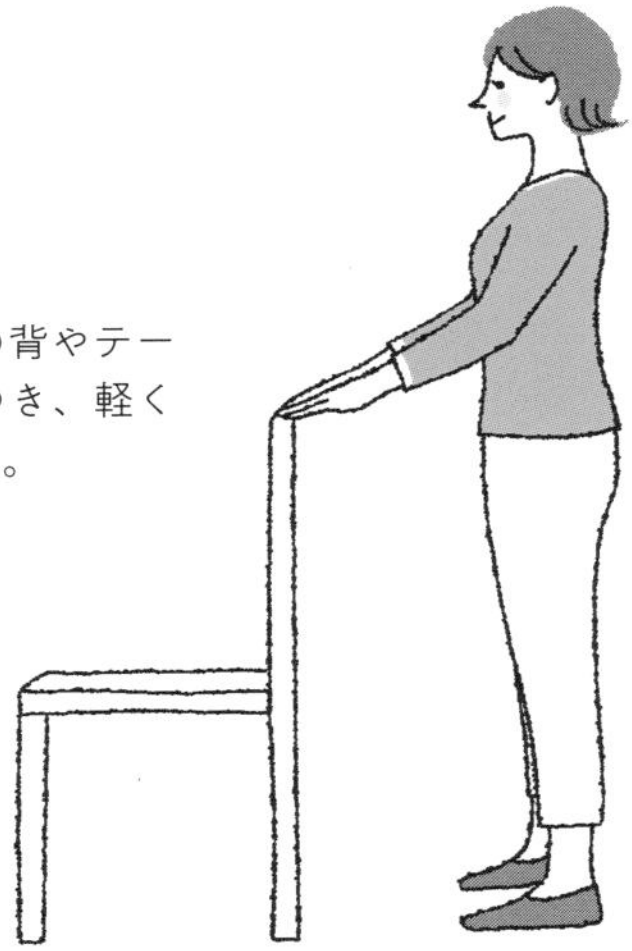

❷
鼻から息を吸いながら4秒かけて、お尻を突き出すように腰をおろす。口から息を吐きながら、4秒かけて❶に戻る。

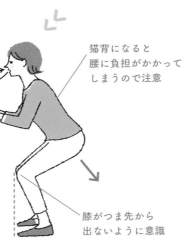

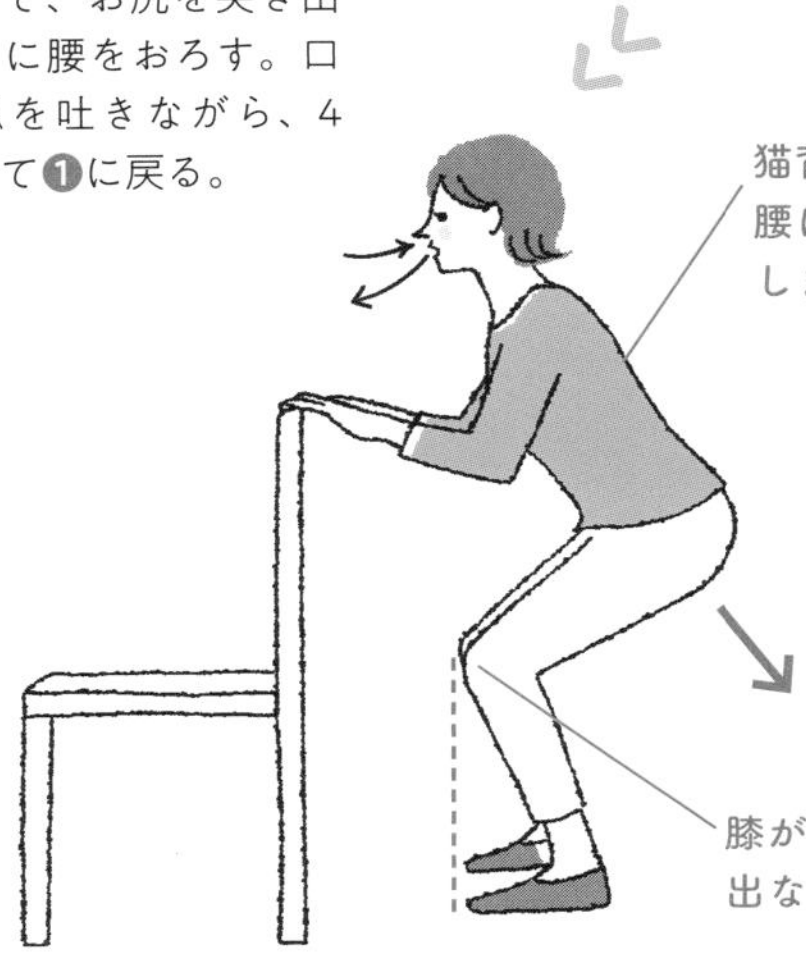
猫背になると
腰に負担がかかって
しまうので注意
膝がつま先から
出ないように意識

便秘の人におすすめなのが「スクワット」です。大腸近くの**腸腰筋を鍛える運動**で、便を押し出す**排便力を向上させ**、**体の上下の動きが腸を刺激して腸管が活性化**。さらに、筋肉の収縮によって分泌される「マイオカイン」というホルモンには、**大腸がんの予防効果**も期待できます。

椅子から立ち上がって座るだけのマイルドなスクワットから始めて、スクワットに移るのも手です。

スクワットに慣れたら、
ひねりを加えて

パンチ＆スクワット

左右交互に各3回で1セット 1日3セット

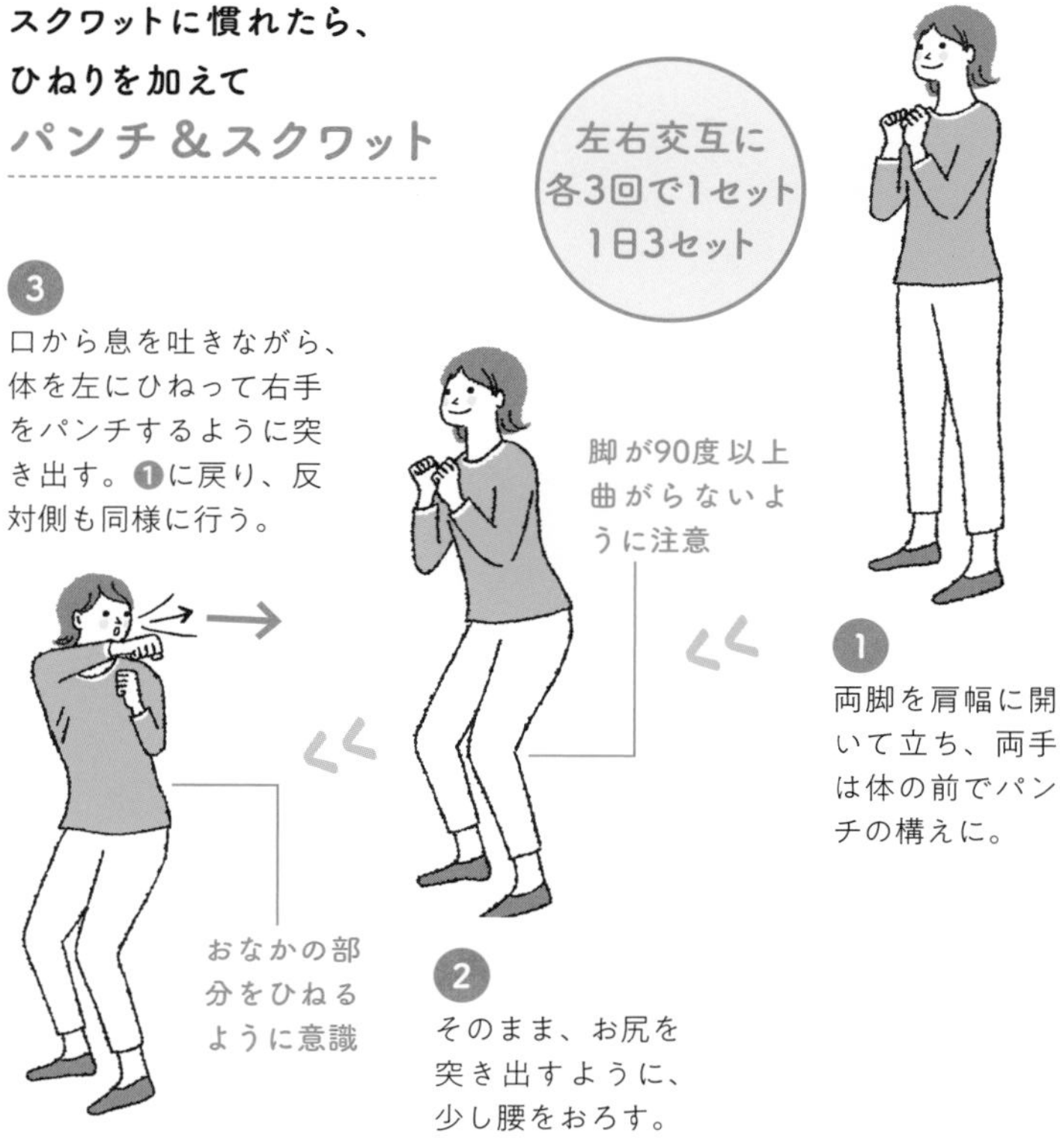
脚が90度以上曲がらないように注意
おなかの部分をひねるように意識

❶ 両脚を肩幅に開いて立ち、両手は体の前でパンチの構えに。

❷ そのまま、お尻を突き出すように、少し腰をおろす。

❸ 口から息を吐きながら、体を左にひねって右手をパンチするように突き出す。❶に戻り、反対側も同様に行う。

運動編　ガス抜きストレッチ

腸を引き上げてのばす
脇腹ストレッチ

❶ 両手を頭の上に上げ、手のひらを合わせ、まっすぐ立つ。

❷ そのまま上半身を右に倒して、5秒キープ。ゆっくりと❶に戻る。反対側も同様に行う。

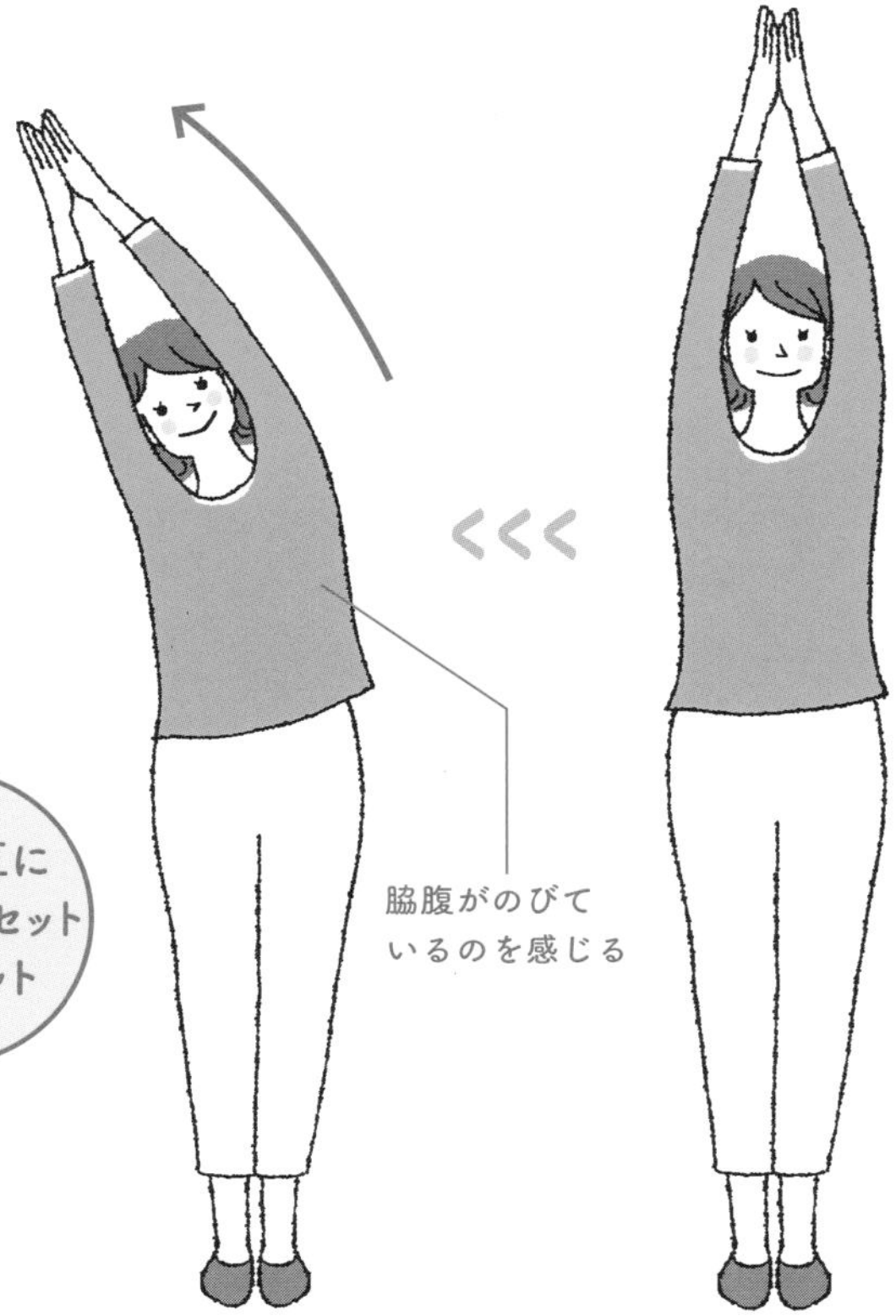

左右交互に
各3回で1セット
1日3セット

腸は、くねくねと曲がった状態で体内におさまっており、**カーブ部分にガスが溜まりやすい**といえます。また、腸にねじれがあることも。
　ガス溜まりやねじれの改善には、**体を上下左右・斜めとあらゆる方向に動かすことが有効**です。また、**過敏性腸症候群**（P27・86）には、ヨガのポーズが有効という報告もあります。ここでは、それらをガス抜きストレッチとして紹介します。

溜まったガスを分散させる
上体倒し

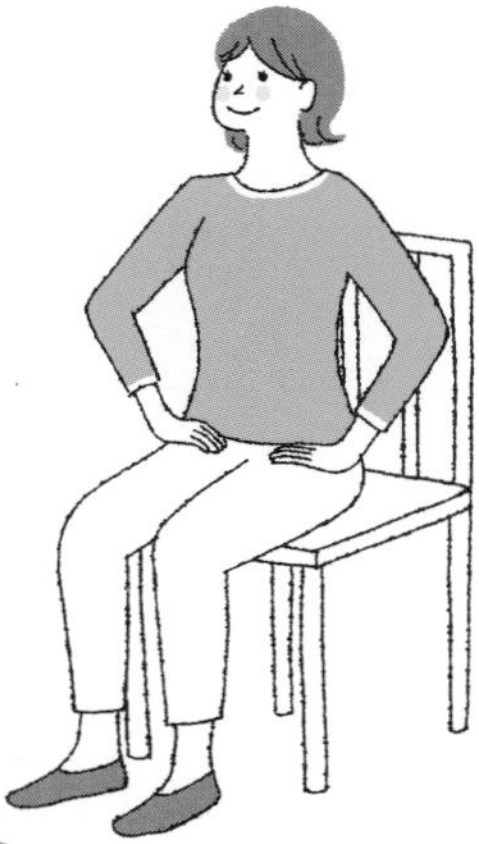

❶
椅子に浅く腰掛け、脚を肩幅に開き、両手の人差し指が太ももの付け根にあたるようにおく。

❷
鼻から息を吸ってから、口からふーっと吐きながら5秒かけて上体を倒す。このとき、指を股関節に押し込むようにする。指の力をぬき、鼻から息を吸いながら❶に戻る。

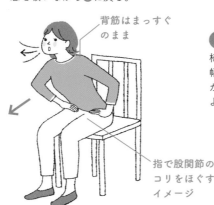

背筋はまっすぐのまま
指で股関節のコリをほぐすイメージ

3回で1セット
1日3セット

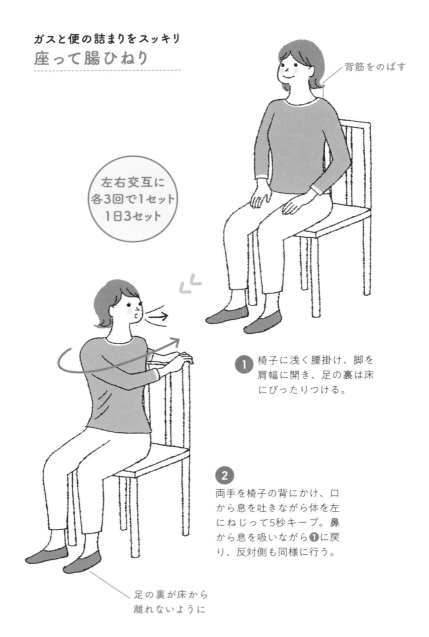

ガスと便の詰まりをスッキリ

座って腸ひねり

左右交互に
各3回で1セット
1日3セット

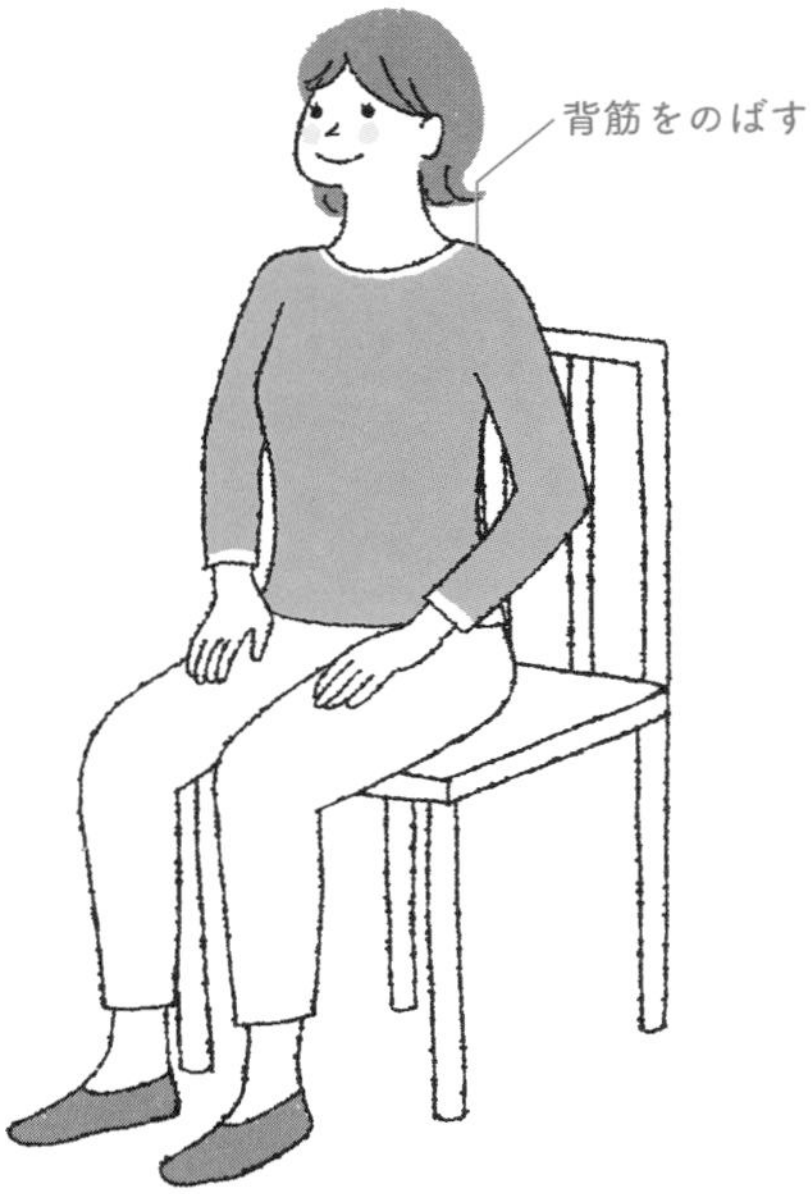

背筋をのばす

❶ 椅子に浅く腰掛け、脚を肩幅に開き、足の裏は床にぴったりつける。

足の裏が床から
離れないように

❷

両手を椅子の背にかけ、口から息を吐きながら体を左にねじって5秒キープ。鼻から息を吸いながら❶に戻り、反対側も同様に行う。

足の重みを利用して腸をひねる

寝転んで腸ひねり

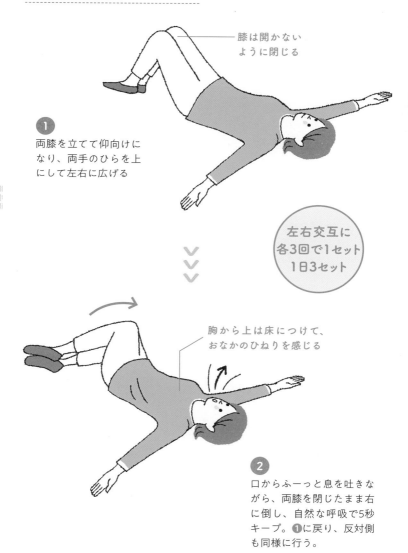

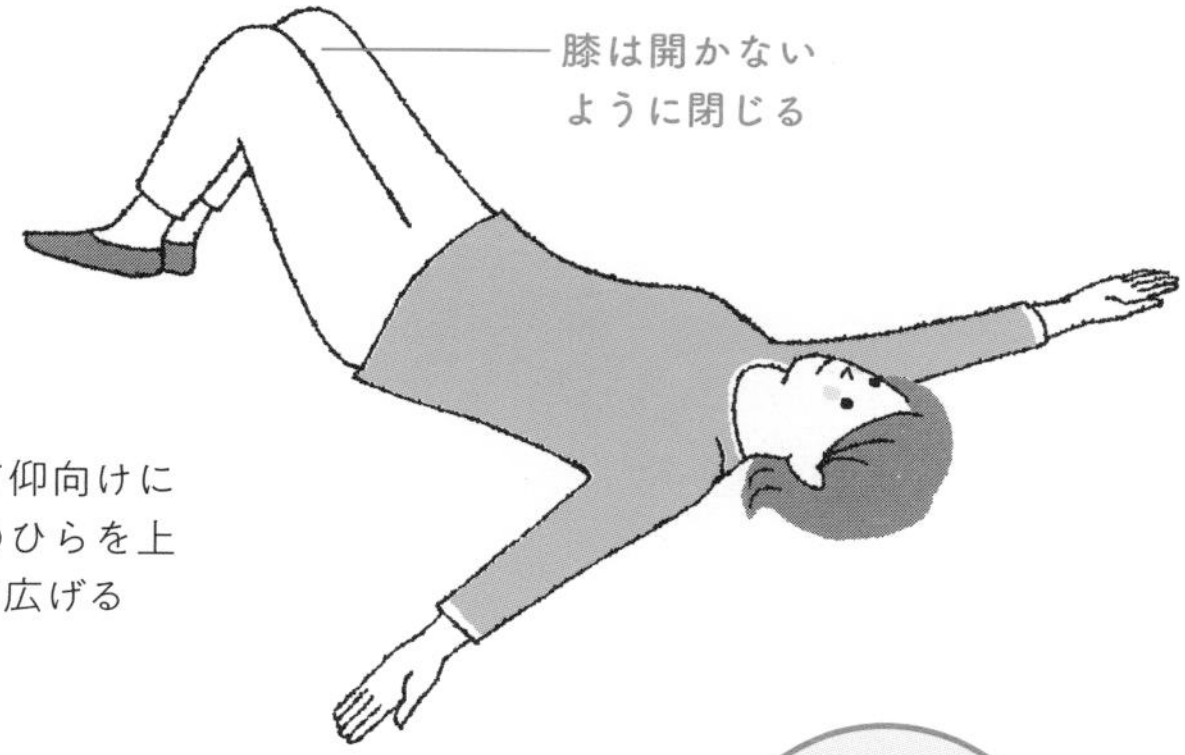
膝は開かない
ように閉じる

❶

両膝を立てて仰向けになり、両手のひらを上にして左右に広げる

左右交互に
各3回で1セット
1日3セット

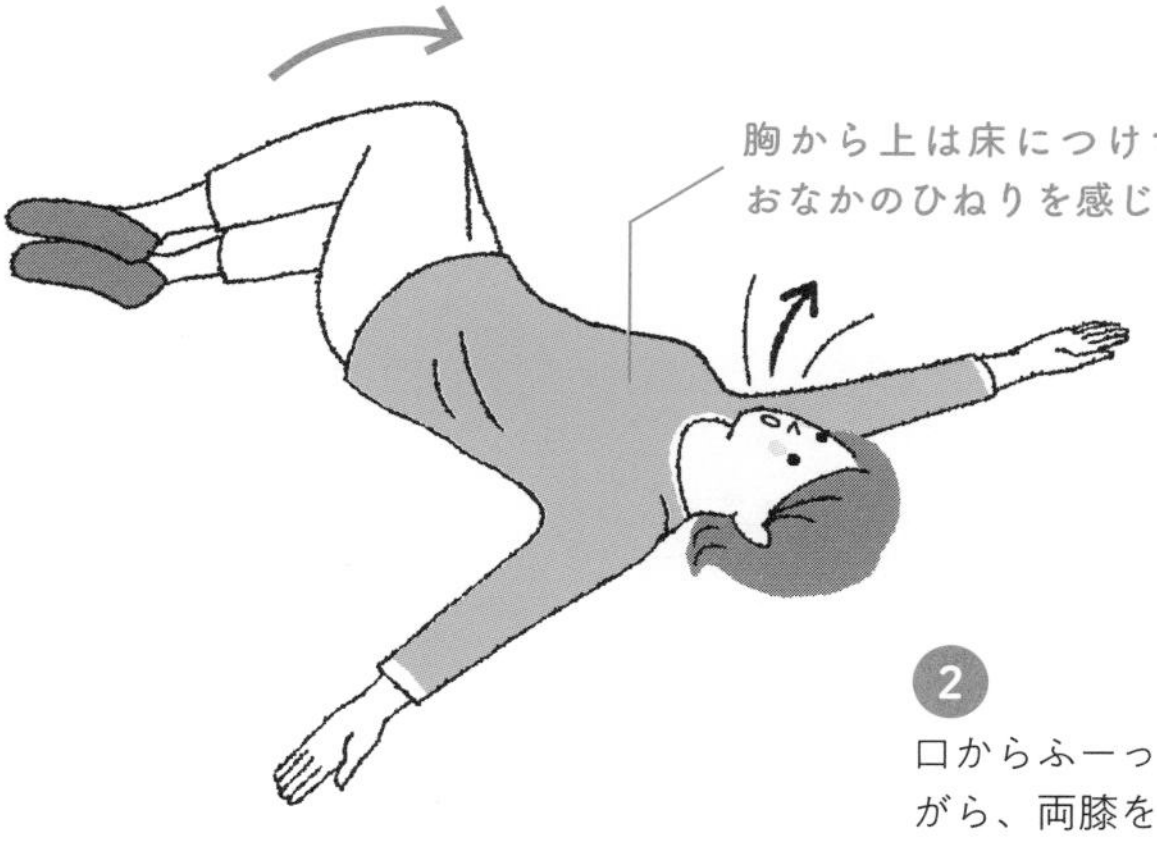
胸から上は床につけて、
おなかのひねりを感じる

❷

口からふーっと息を吐きながら、両膝を閉じたまま右に倒し、自然な呼吸で5秒キープ。❶に戻り、反対側も同様に行う。

インナーマッスルを鍛えて
排便力アップ
つま先浮かせ

3回で1セット
1日3セット

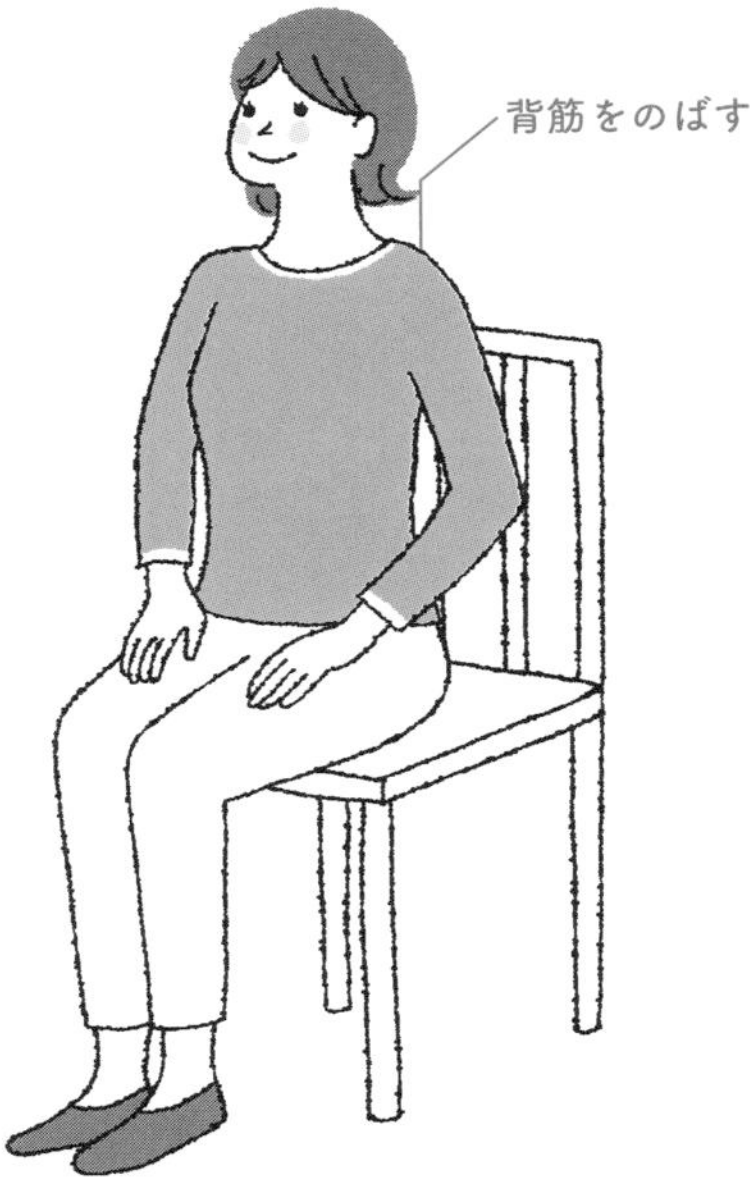

❶
椅子に浅く腰掛け、膝を閉じて手は太ももの上におく。

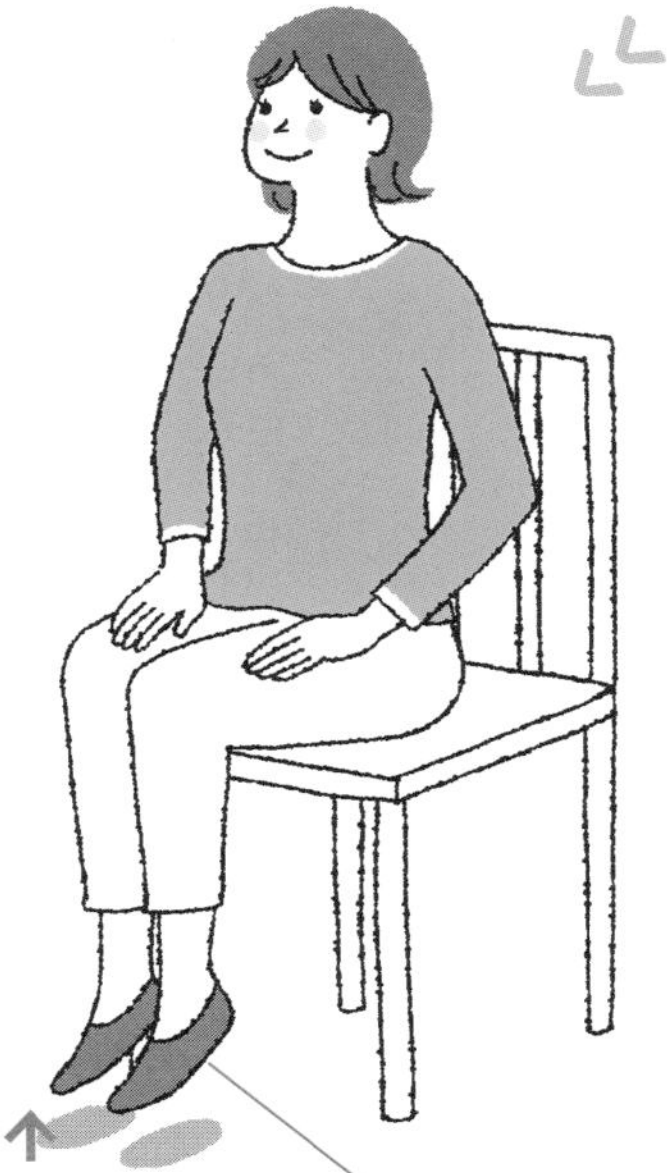

❷
両脚を床から少し浮かせて、5秒キープし、❶に戻る。

脚を浮かせるのが難しい
場合は、片脚ずつ行うか、
つま先立ちでもOK

つま先浮かせの仰向けバージョン

両脚浮かせ

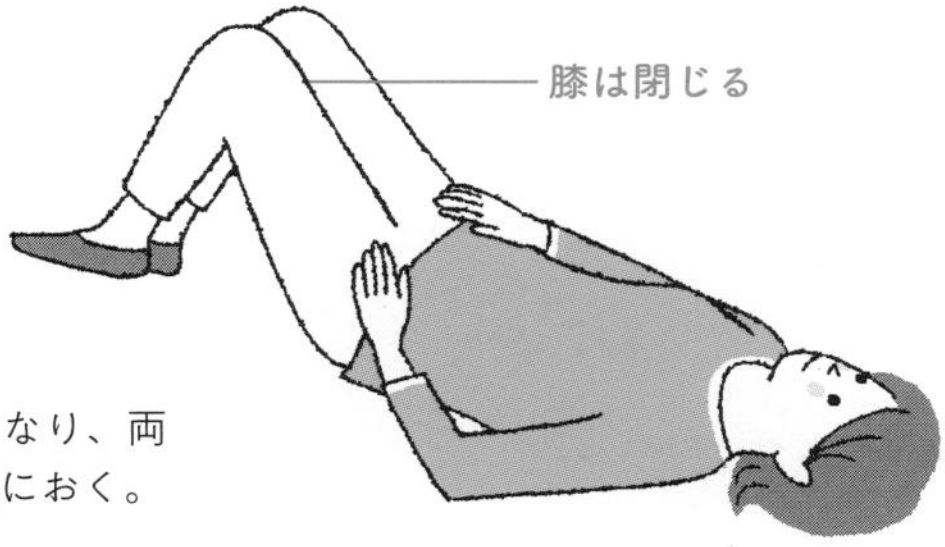

膝は閉じる

❶
膝を立てて仰向けになり、両手は太ももの付け根におく。

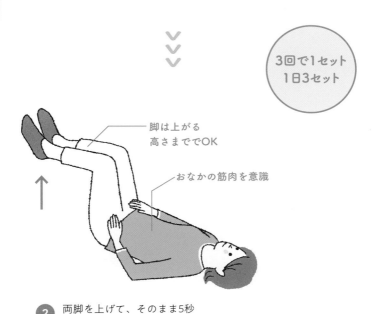

3回で1セット
1日3セット

脚は上がる
高さまででOK
おなかの筋肉を意識

❷ 両脚を上げて、そのまま5秒キープし、❶に戻る。

ガスや便を動かして便意を招く

床ゴロリ

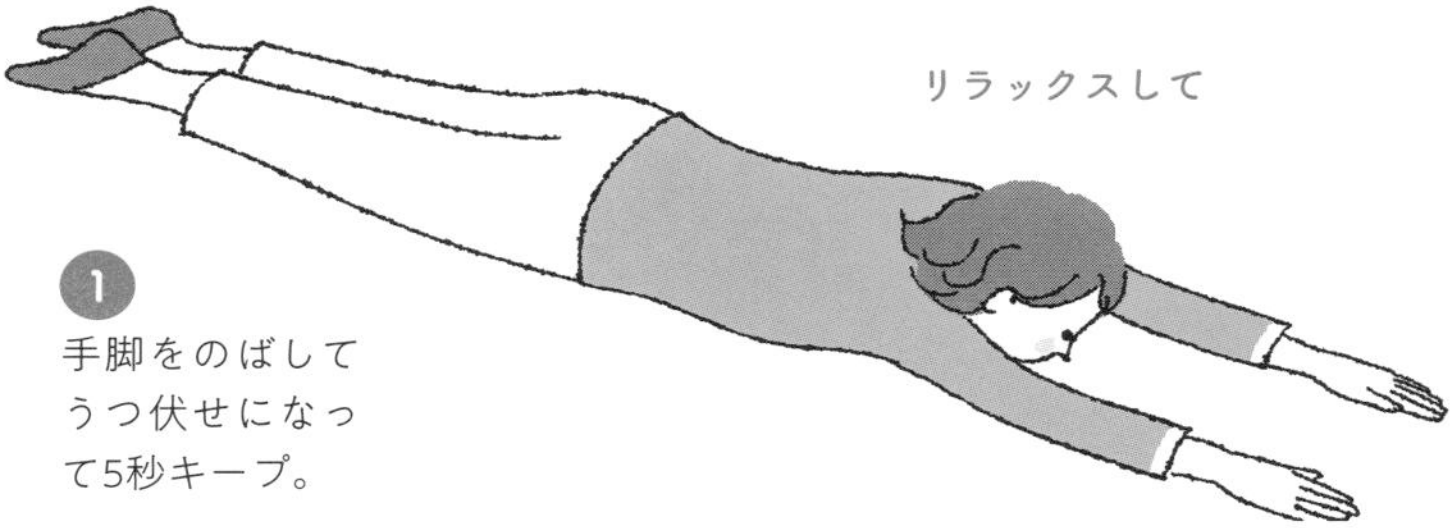

❶
手脚をのばして
うつ伏せになっ
て5秒キープ。

左右交互に
各3回で1セット
1日3セット

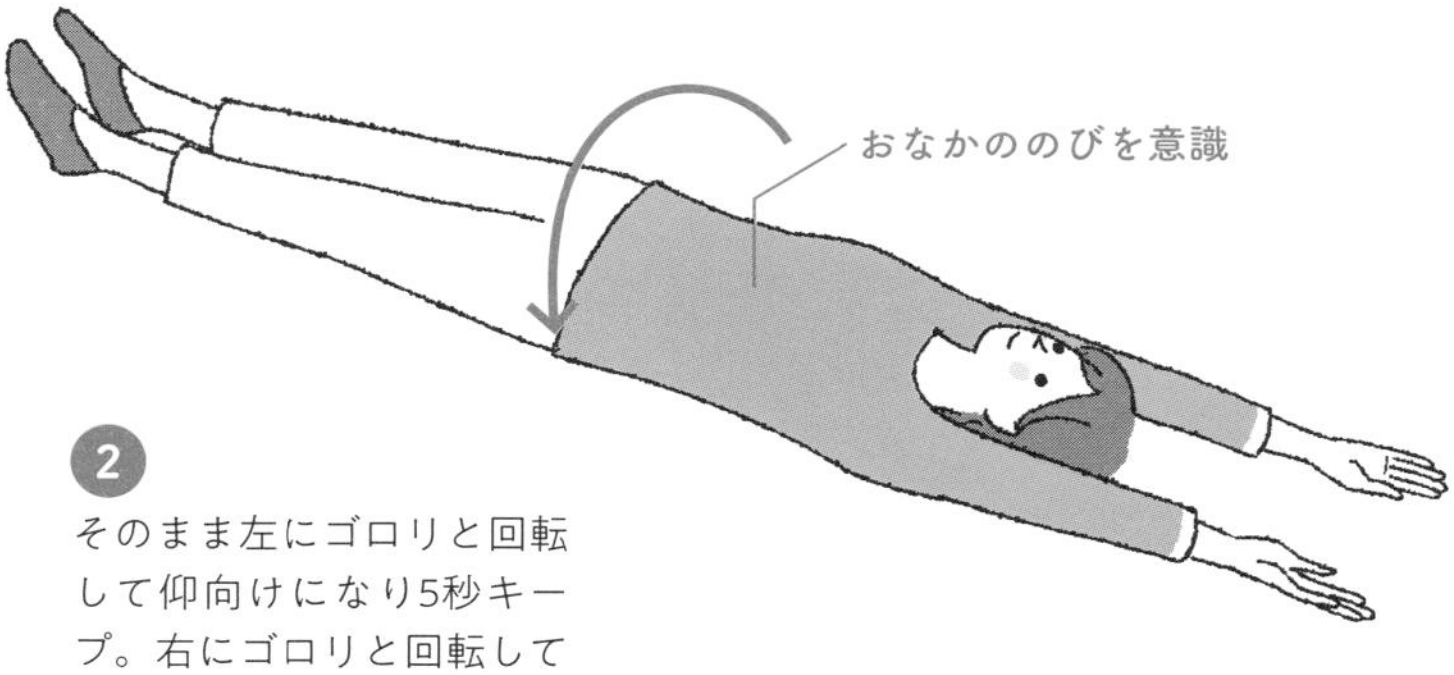

❷
そのまま左にゴロリと回転して仰向けになり5秒キープ。右にゴロリと回転して❶に戻って5秒キープしたら、同様に反対側も行う。

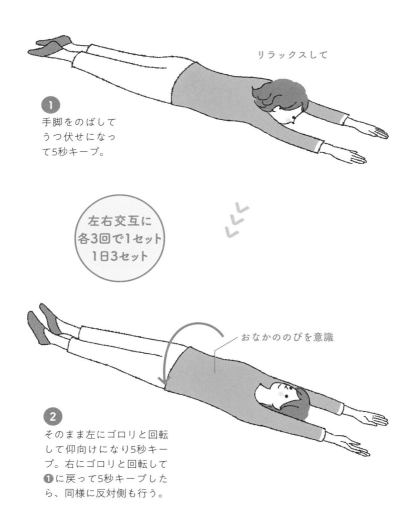

おなかをのばして胃腸を刺激
コブラのポーズ

❶
うつ伏せになり、両肘を曲げて体側につける。

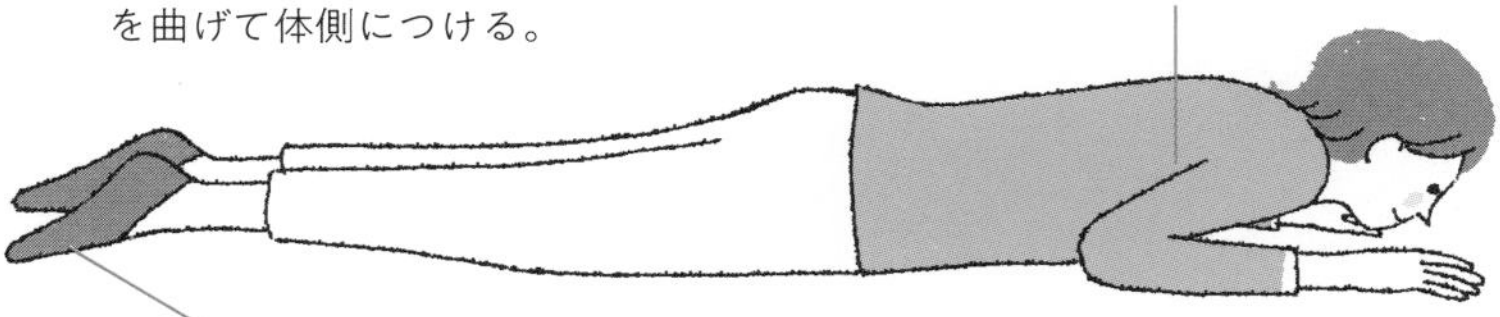
脇をしめる
足の甲を床につけ、足先をのばす

3回で1セット
1日3セット

❷
鼻から息を吸いながら、床を手で押して上半身を持ち上げ、キープして5呼吸。吐きながらゆっくり❶に戻る

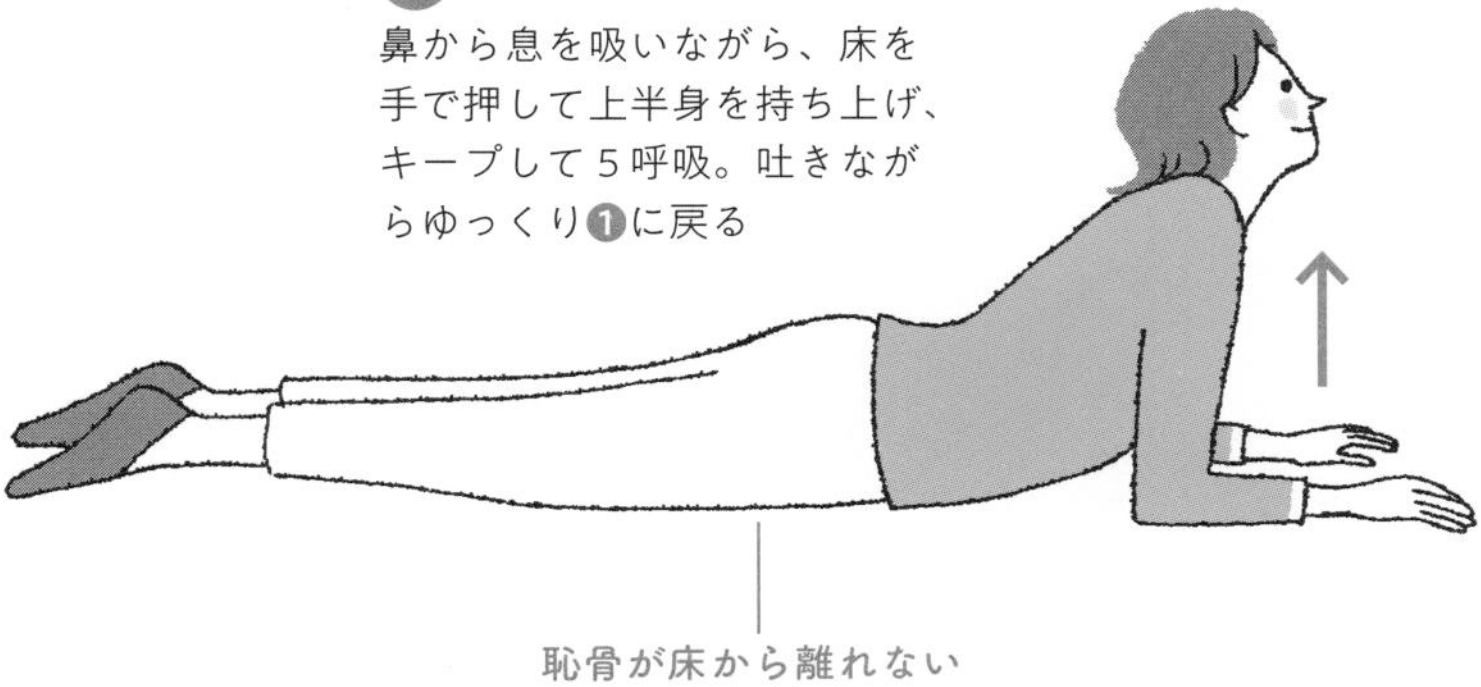
恥骨が床から離れないようにする

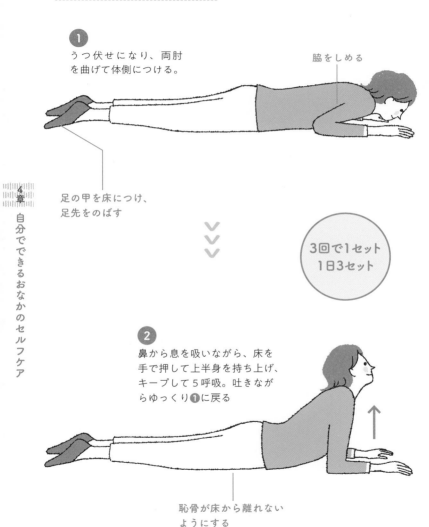

太ももで刺激して腸を動かす

太もも引き寄せ

左右交互に
各3回で1セット
1日3セット

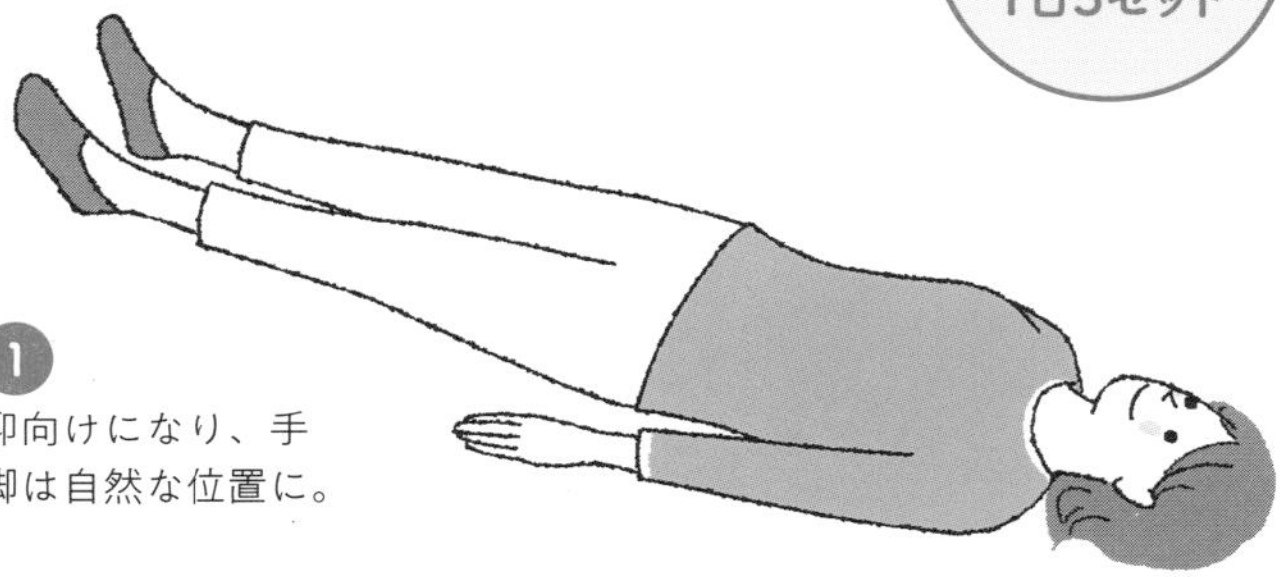

❶
仰向けになり、手脚は自然な位置に。

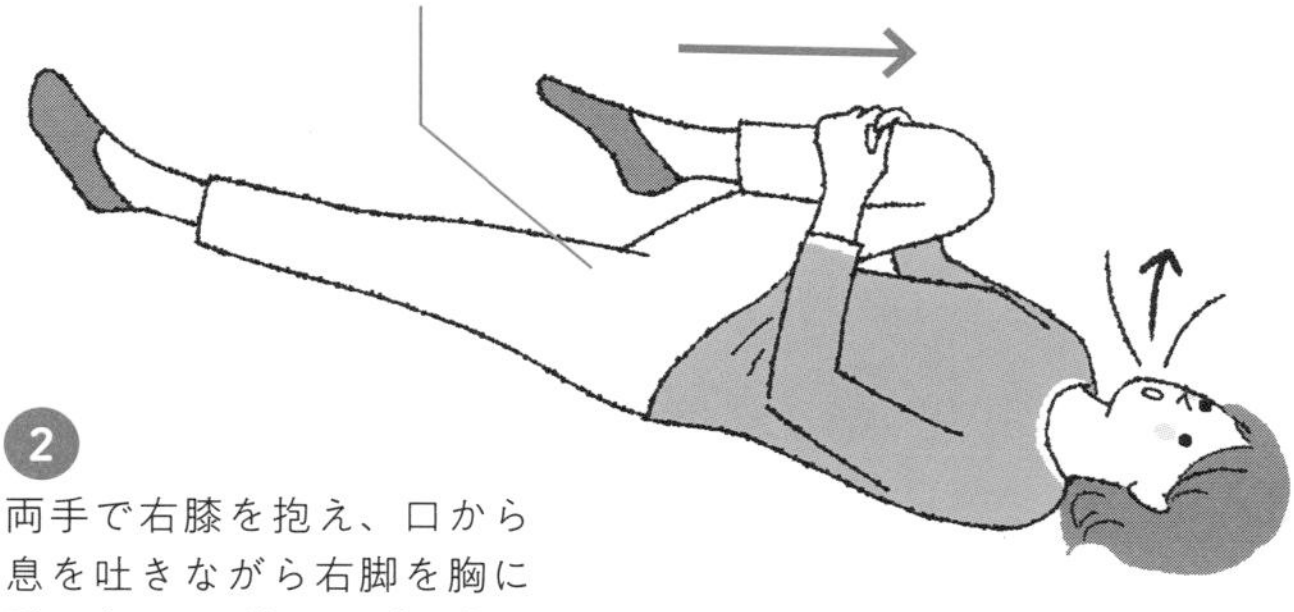

❷
両手で右膝を抱え、口から息を吐きながら右脚を胸に引き寄せて5秒キープ。❶に戻り、反対側も同様に行う。

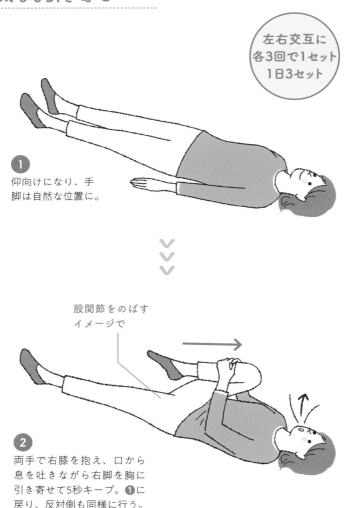

腸を活性化する

赤ちゃんのポーズ

3回で1セット
1日3セット

❶
膝を立てて仰向けになり、両手は自然に体側にのばす。

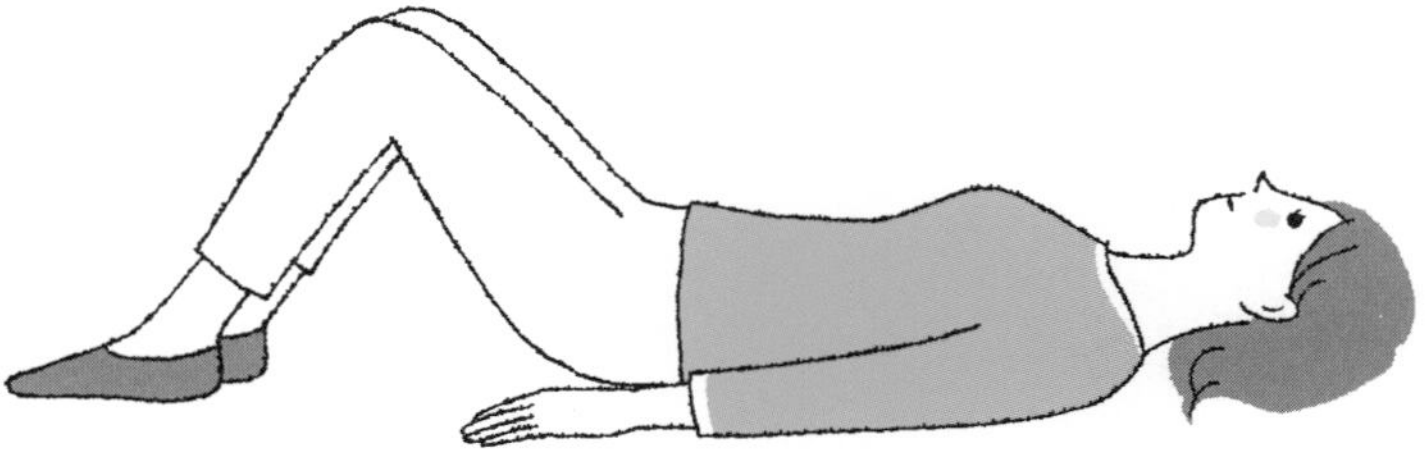

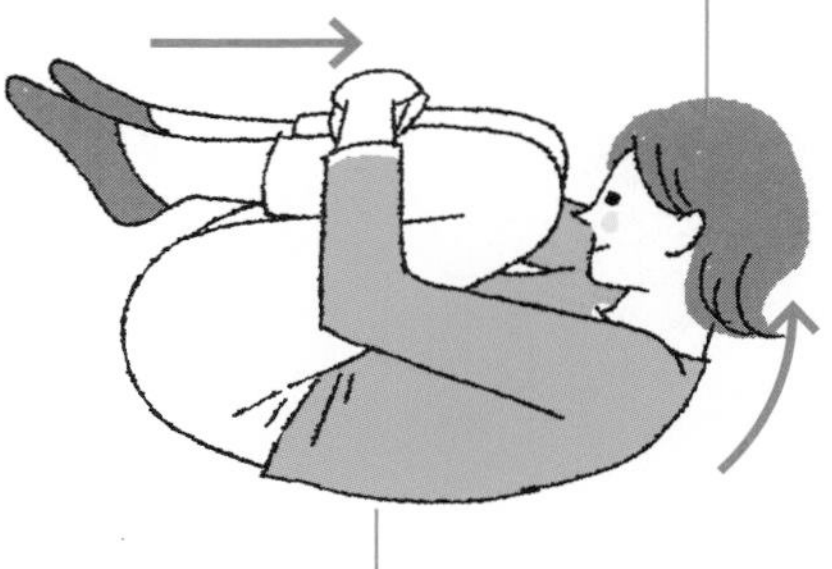

このポーズが難しい場合は、腰の下に座布団やクッションを敷くとやりやすい。また、頭は上げなくてもOK

❷
両手で両膝を抱えて胸にぐーっと引き寄せる。頭も上げて丸くなり、5秒キープ。呼吸は自然に。ゆっくり❶に戻る。

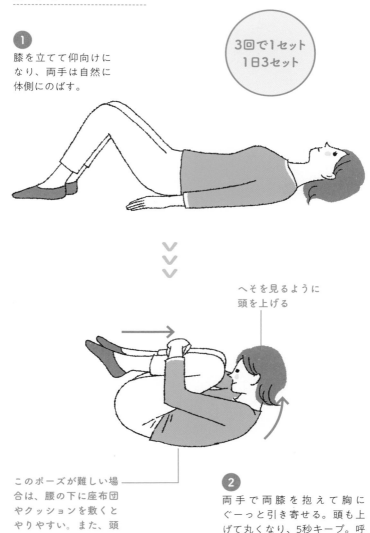

腸の緊張をゆるめてくれる

猫のポーズ

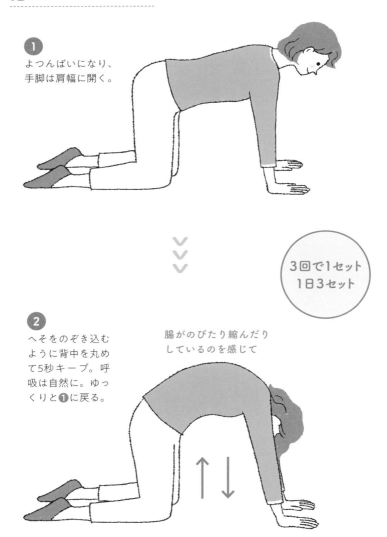

❶
よつんばいになり、
手脚は肩幅に開く。

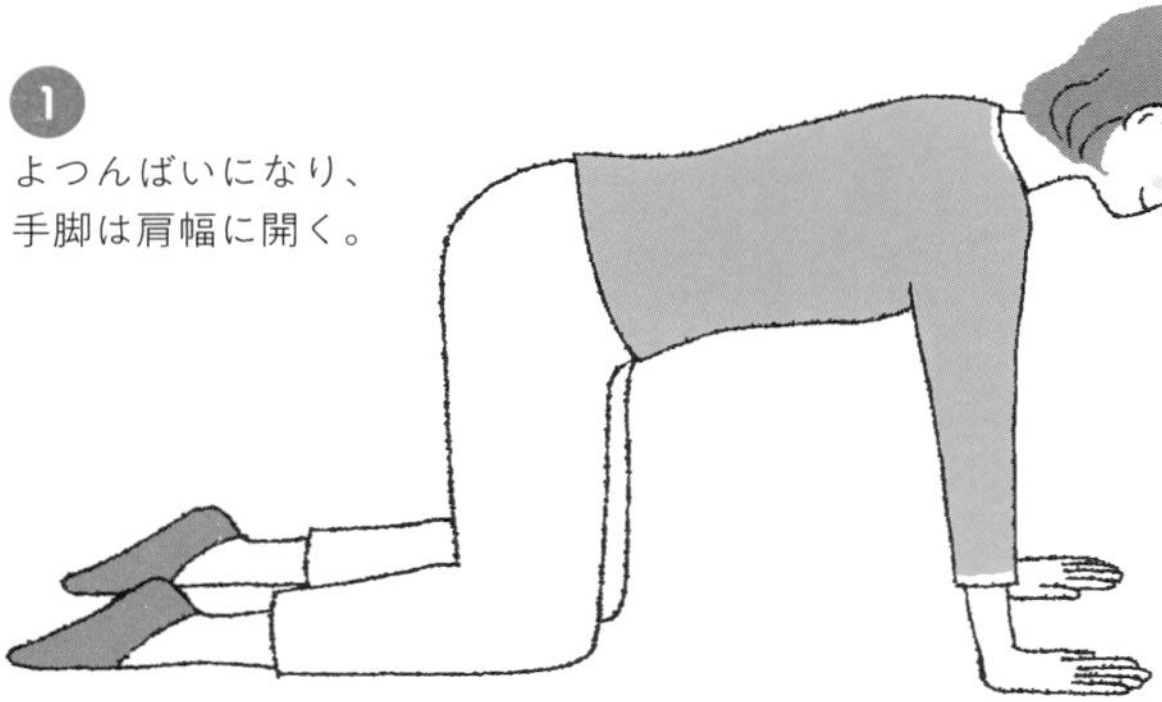

3回で1セット
1日3セット

❷
へそをのぞき込むように背中を丸めて5秒キープ。呼吸は自然に。ゆっくりと❶に戻る。

腸がのびたり縮んだりしているのを感じて

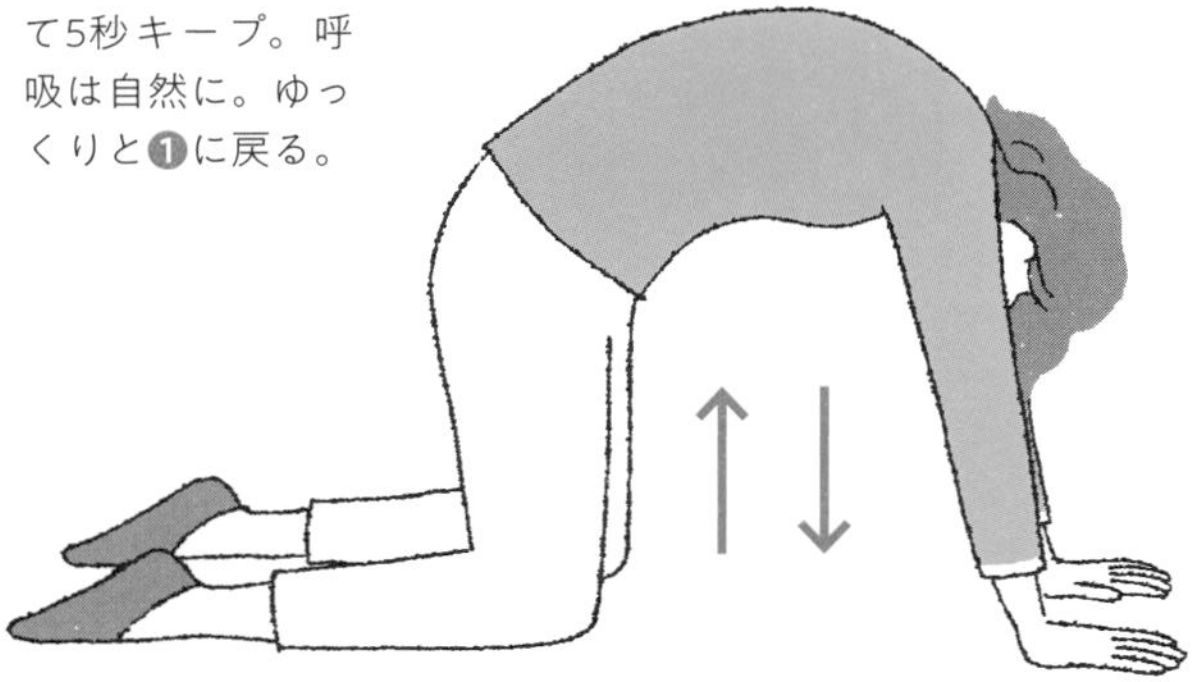

運動編 ウォーキング

ウォーキングなどの有酸素運動をすると、自律神経のバランスが整い、腸の働きが活発になります。全身の血流もよくなって腸のぜん動運動が促進されるなど、腸にはいいことずくめです。また、運動は大腸がんのリスクを下げることもわかっており、毎日15分、軽く息が切れる程度の運動をすると、死亡率が14*%も下がるとされています。腸の健康のためにも、体を動かす習慣をつけましょう。

*（出典）Dr.Chi Pang Wen,MD,et al.The Lancet(2011)より

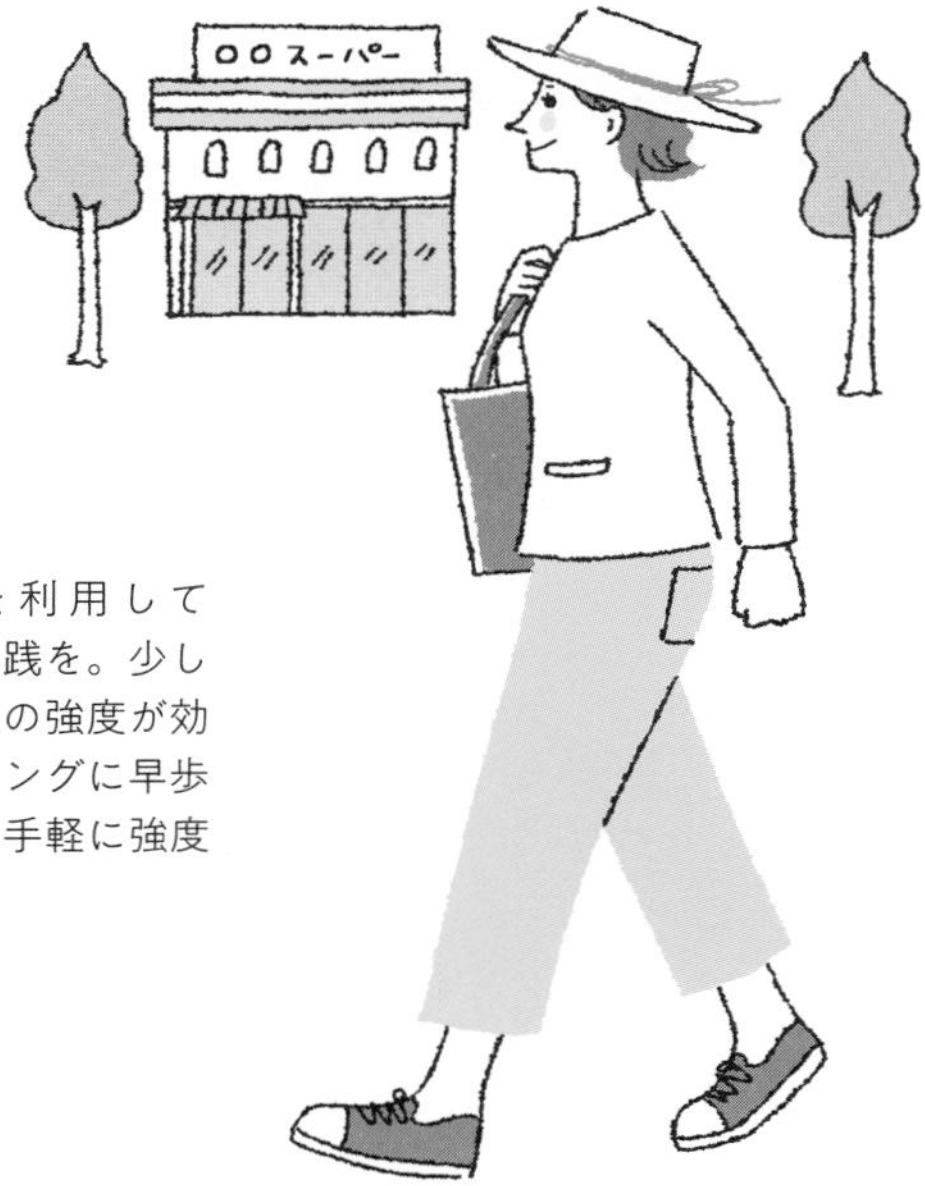

買い物や通勤を利用してウォーキングの実践を。少し息切れするくらいの強度が効果的で、ウォーキングに早歩きを取り入れると手軽に強度を上げられる。

Column

幼少期の経験とおなかの病気の関係

あらゆる検査をしても原因が見つからず、医学的に説明ができない症状を「MUS*」といいますが、おなかのMUSの原因として多いのが「感情の麻痺」です。感情の麻痺は、親との生育歴に関係することが多いといわれています。

たとえば、子どもが「ママ、見て！できた！」とママに報告したとします。ママが「よかったね!!ママもうれしいよ！」というと、子どもは自分が喜びを表現すると、温かくて満たされるものだと学びます。

ところが、そのときママ自身も精神的に健康でないと子どもの報告に「はいはい。あっちに行ってなさい」と受けとめきれません。すると、子どもは、自分が感情を表現すると、こんなにがっかりした気持ちになるんだ、という思いをします。

子どものころに、喜びや悲しみ、怒りといった感情を出すことが認められ、受け入れられると、自然と「本当の自分」でいられるようになります。

ところが、感情が受け取られない状態が続き、喜びは共有されず、悲しみは無視され、怒りを出せば否定されると、子どもは感情を抑えるようになります。

＊「MUS；**M**edically **U**nexplained **S**ymptoms」とは、医学的に説明できない症状のこと。

すると、次に出てくるのは「自責の念」です。「僕がちゃんとできないからダメなんだ」と自分を責めるようになります。そして、自分の存在価値はなくなり、ママをはじめとする他人の基準に合うように生きていくようになります。そうすると自分の人生を生きてきたという実感もなくなります。これが「感情の麻痺」です。

自己肯定感の喪失に苦しむと、人はその負のエネルギーを腹痛などの身体症状にすりかえます。「おなかが痛い」と心の葛藤を身体症状にすりかえることで、「自分はダメだ」「自分の居場所がない」という心の葛藤から逃避して忘れることができるのです。腹痛以外には、おなかの張り、のどの詰まり、頭痛や眠けなどが現れます。もしくはゲームや仕事、アルコールに依存したりすることもあります。こうやって自分の心を防衛するためにMUSが発生するのです。

原因不明の腹痛から解放されるには、自分の麻痺した感情を感じられるようになる必要があります。たとえば、誰かに少しずつ心を開くことで「自分の感情を受けとめて、あるがままでいさせてくれる本当に温かい人はいるのだ」と気づくことが必要です。そのためには、よい医師と心を開いてじっくり話し合ったり、よいカウンセラーと出会い、話をするのもよいでしょう。そうやって、自分らしく生きていける糸口を発見していくことで改善していく「難治性の腹痛」の患者さんも多いのです。

あとがき

「心で見なくちゃ、ものごとはよく見えないってことさ。かんじんなことは、目に見えないんだよ」

サン＝テグジュペリの『星の王子さま』*のなかで、王子さまと仲良くなったキツネがいう言葉です。

名言としてご存じの方も多いでしょう。私も大好きな言葉です。

この言葉は、医療においても当てはまります。

私は30年間、消化器内科専門医として、日本全国、ときにはアメリカやヨーロッパ、アジアなどの海外からも訪れる患者さんとふれあってきました。

彼らは、おなかの不調のせいで、「こいつはよくトイレに行く」「くさい」「おなかがゴロゴロ鳴る」などといじめられたり、下痢や腹痛のせいで不登校になったり、就職してからもおなかの不調のせいで会社に行けず、退職を余儀なくされたり、世をはかなんで自死に至る……。

「プレゼンティズム」といいますが、なんとか会社には出社しているものの、おなかの不調から元気が出ず、集中できずケアレスミスが多かったり、わけもなく不調に苦しんでいる……。そんな方々ばかりです。

いわゆる「機能性消化管障害」の患者さんです。

この病気の代表が、過敏性腸症候群やＳＩＢＯ（小腸内細菌増殖症）、機能性ディスペプシア、機能性便秘。

つまり、「目に見えない」病気で困っておられる患者さんたちなのです。

そんな患者さんに向かって不勉強な医師は、こう言います。

「気のせいだよ」「がんがないんですからいいじゃないですか。ぜいたく病ですよ」「精神科へ行け」「そんなに下痢するならおむつをしておけばいい」。

このような言葉を軽々しく言うのは、内視鏡などの一般的な検査で目に見える異常が見つからないからです。

残念ながら、このような患者さんに対し無理解な医師や、日本ではまだ新しく紹介したばかりの新しい食事療法（低ＦＯＤＭＡＰ食）をなかなか理解しようとしない怠惰な医師がいるのも現実です。同業として患者さんに対して申し訳なく、ときに怒りを感じたり、ときに医師である私自身が疲れ果て、ひざを折り涙を流してきました。

「心で見なくちゃ、ものごとはよく見えない」「かんじんなことは、目に見えない」ことを知り、新しい医学を勉強している医師は、心を尽くして患者さんを診ているため、患者さんが、正しくは「機能性」のれっきとした病気であることに気づきます。

私と私のクリニックのスタッフは、この「目に見えない」手ごわい「敵」に対して、患者さんと手を取り合って闘ってきました。

おなかの不調に悩む患者が報われるような、「おなかの不調な人に対する差別のない新しい社会」を創るために、今も毎日毎日患者さんとともに闘っています。目に見えないものを見ようとする感性が現代社会には必要なのだと私は信じています。

人生とは、ひとり、暗い海を航海するようなものです。

その航海において、医学知識は「光」となります。

知識という光が、わたしたちの人生の「灯台」となり、不幸や悲しみという嵐から身を守ってくれます。

医学知識は遭難しないようにする「海図」のようなものなのです。

本書は、おなかの不調と闘う誇り高きあなたとともにあります。

手元に置いて、いつでも道に迷ったら開いてみて下さい。医学は無力ではないのです。

キツネは、星の王子さまにこうも言います。

「あんたが、あんたのバラの花をとてもたいせつに思っているのはね、そのバラの花のために、時間をつかったからだよ」

王子さまは大切なバラのために、水をあげ、ケムシを取り、風にあたらないように、覆いガラスをかけてあげていたのです。

「人間っていうものは、このたいせつなことを忘れてるんだよ。だけど、あんたは、このことを忘れちゃいけない。めんどうをみたあいてには、いつまでも責任があるんだ、まもらなけりゃならないんだよ、バラの花との約束をね……」

おなかの不調な人に対する理解を世に広めるために、本を書き始めて10年が経ちます。この10年間、大切にしてきた読者のみなさんに愛と感謝を込めて。

さあ、行こう。私たちには使命があります。私たちは同志です。

新しいおなかの不調のない現実をつくるために。

あなたとともに。
満開の桜の下で。
江田証

＊Antoine de Saint-Exupéry *Le Petit Prince* より　江田 証訳

江田 証（えだ　あかし）

医学博士。1971年、栃木県生まれ。自治医科大学大学院医学研究科修了。

日本消化器病学会奨励賞受賞。米国消化器病学会（AGA）インターナショナルメンバーを務める。日本消化器病学会専門医。日本消化器内視鏡学会専門医。

消化器がんの発生において重要な働きをしている転写因子CDX２遺伝子がピロリ菌感染胃炎で発現していることを世界初、米国消化器病学会で発表し、英文誌の巻頭論文として掲載される。毎日、国内外から最新の治療法を求めて来院する、おなかの不調をかかえた患者を胃内視鏡・大腸内視鏡で診察し、改善させることを生きがいにしている。

『世界一受けたい授業』（日本テレビ）などテレビやラジオ、雑誌などに多数出演。著書に18万部を超えたベストセラー『新しい腸の教科書』（池田書店）のほか、『すごい酪酸菌』（幻冬舎）、『腸のトリセツ』（Gakken）、『小腸を強くすれば病気にならない　今、日本人に忍び寄る「SIBO（小腸内細菌増殖症）」から身を守れ！』（インプレス）など多数。著書累計は90万部を突破し、そのうち6冊が中国や台湾、韓国など海外で翻訳されている。


悩み・不安・困った！を専門医がスッキリ解決　おなかの不調

2024年 6 月15日　初版発行

著　者　江　田　　証
発行者　富　永　靖　弘
印刷所　株式会社新藤慶昌堂

発行所　東京都台東区 台東２丁目24　株式会社　新星出版社
〒110-0016　☎03(3831)0743

ISBN978-4-405-09456-7